EJERCICIOS DE 8 MINUTOS

PARA

GENTE QUE USA COMPUTADORA

EJERCICIOS DE 8 MINUTOS PARA GENTE QUE USA COMPUTADORA

Guo Baowei y Tom Winiata

Grupo Editorial Tomo, S.A. de C.V.,
Nicolás San Juan 1043,
03100, México, D.F.

1a. edición, febrero 2012.

© *8 Minutes Exercises for Computer Users*
Guo Baowei y Tom Winiata
Copyright © Foreign Languages Press, Beijing, China, 2008
24 Baiwanzhuang Road, Beijing 100037, China
http://www.flp.com.cn

© 2012, Grupo Editorial Tomo, S.A. de C.V.
Nicolás San Juan 1043, Col. Del Valle
03100 México, D.F.
Tels. 5575-6615, 5575-8701 y 5575-0186
Fax. 5575-6695
http://www.grupotomo.com.mx
ISBN-13: 978-607-415-365-1
Miembro de la Cámara Nacional
de la Industria Editorial No. 2961

Traducción: Rodolfo Perea
Formación Tipográfica: Francisco Miguel M.
Diseño de Portada: Karla Silva
Supervisor de producción: Leonardo Figueroa

Derechos reservados conforme a la ley.
Ninguna parte de esta publicación podrá ser reproducida o
transmitida en cualquier forma, o por cualquier medio electrónico
o mecánico, incluyendo fotocopiado, cassette, etc., sin autorización
por escrito del editor titular del Copyright.

Este libro se publicó conforme al contrato establecido entre
Foreign Languages Press, Mosaic Press y *Grupo Editorial Tomo,
S.A. de C.V.*

Impreso en México - *Printed in Mexico*

Una nota importante para el lector

Los malestares por uso de la computadora van en aumento como resultado de la explosión en el uso de computadoras en todo el mundo. Lo que he tratado de hacer en este libro es reunir varios métodos de varias fuentes chinas para ayudar en la cura y prevención de enfermedades en el uso de la computadora por métodos naturales de autoayuda.

Este libro brinda información al lector sobre remedios alternativos de salud que tal vez ya conoces.
Aunque el autor no tiene un entrenamiento medico o calificaciones médicas, él siente que la información que provee en este libro será un beneficio positivo para aquellos que lo aceptan con el espíritu que se les da. Como regalo presentado por los maestros chinos de Qi Gong desde la antigüedad. En caso de cualquier duda, acerca si debes usar o no los métodos descritos aquí, se te recomienda consultar a tu médico antes de usar cualquiera de los contenidos de este libro.

El autor y la editorial específicamente rechazan cualquier responsabilidad por cualquier pérdida o riesgo incurrido por el uso o aplicación de cualquiera de los contenidos de este libro.

ÍNDICE

Prólogo 9

Los 8 ejercicios Qi Gong para
usuarios de computadora 13

Los ejercicios especiales de Qi Gong para
los usuarios de computadora y las personas
que padecen artritis 37

Las bebidas especiales para los usuarios de
computadora 67

Las formas secretas para tener una buena salud. . 105

La historia del Qi Gong 149

PRÓLOGO

El significado del Qi Gong

Qi Gong

Se traduce como respirar o ejercicios energizadores de aire que protegen, curan y energizan los órganos internos del cuerpo. Los órganos internos del cuerpo incluyen las siete glándulas (sexuales, suprarrenales, pancreática, del timo, tiroidea, pituitaria y pineal), el corazón, el intestino delgado, glándulas endocrinas, los conductos sanguíneos, el vaso, el páncreas, el estómago. Los músculos, los pulmones, el intestino grueso, la piel, los riñones, la vejiga, los huesos, el hígado, la vesícula biliar y los nervios.

Qi

En chino, Qi se refiere al "aire" o a "respirar" y es un tipo de energía que circula a través del cuerpo totalmente diferente del aire que se respira a través de los pulmones. Algunos de los conceptos comunes del Qi son los siguientes:

- El Qi primordial es el que se deriva de la esencia y los actos creativos como la fuerza motriz primordial de los inicios de la vida.
- El Qi esencial (esencia vital) es el que se extrae de la comida para mantener las actividades de la vida, la función de las vísceras y el metabolismo.
- El Qi genuino (el Qi de la vitalidad) es la fuerza dinámica de todas las funciones vitales que se originan de la combinación del Qi original heredado y del Qi adquirido y que se obtiene de los alimentos y del aire.
- El Qi interno (*neichi*) es el Qi genuino dentro del cuerpo como la base material de la transmisión de energía.
- El Qi externo (*waichi*) es el Qi genuino de salida, que se emite o se irradia desde el cuerpo hacia el exterior.

Este libro se concentra en el *neichi* circulante y no impedido.

LOS 8 EJERCICIOS QI GONG PARA USUARIOS DE COMPUTADORA

Enfermedades relacionadas con la informática

- ¿Qué es la fuente de enfermedades profesionales o el síndrome por exceso de trabajo?

A veces estas enfermedades resultan en un dolor extremo en las manos, en los brazos y/o en los hombros. Se ha encontrado que son bastante frecuentes entre los usuarios de computadoras, especialmente donde hay un extenso uso del teclado y/o del ratón.

- La pantalla de la computadora emite radiación y puede causar tensión en los ojos

Muchos usuarios de computadoras se han quejado ya que al final del día tienen los ojos cansados e irritados por el uso de la computadora.

- Falta de ejercicio

El mayor uso de las computadoras ha dado lugar a estar sentado durante largos periodos de tiempo. Esto está ocurriendo a una muy temprana edad, y con la llegada de Internet y los juegos de computadora, las nuevas generaciones se están volviendo cada vez más sofisticadas y de un mayor atractivo para dichas generaciones.

Los 8 movimientos

Estos ejercicios de Qi Gong han sido transmitidos desde la antigüedad y han sido seleccionados especialmente como los ejercicios principales para superar las dolencias asociadas con el constante uso de la computadora.

Estos ejercicios pueden hacerse en el área de trabajo donde está la computadora. Solamente necesitas suficiente espacio en el cuarto para poder estirar tus piernas mientras estás sentado y balancea tus brazos mientras estás parado.

Inicialmente, cada movimiento se debe practicar y aprender mientras lees como se hace cada paso del movimiento, hacerlo como lo lees e ir repitiendo cada paso hasta saberlos de memoria antes de continuar con el siguiente paso y movimiento.

1. FORMA INICIAL (posición inicial)

1.1 Empuja tu silla hacia afuera del escritorio para que haya suficiente espacio para estirar tus piernas hacia el frente y eleva tus brazos hacia los lados. Quítate los zapatos.

1.2 Siéntate hacia la parte delantera de la silla con las piernas estiradas hacia el frente y los talones en el suelo. Coloca la parte delantera superior de la lengua contra la parte posterior de los dientes superiores y respira profundamente, pero relajado, inhala y exhala por tu nariz durante 3 minutos. Tus brazos cuelgan libremente al lado de tus muslos.

1.3 Inhala mientras mueves tu espalda hacia el respaldo de la silla y cuando tu espalda haya tocado el respaldo de la silla exhala (como un suspiro). Y afloja tus brazos y deja que cuelguen a tus lados. Al mismo tiempo, regresa tus piernas ligeramente hacia la silla de manera que las plantas de tus pies queden planas en el piso. La parte superior del cuerpo que se apoya en el respaldo de la silla se siente completamente relajada y debes imaginar que sientes abierta (Baihui) la parte superior de la cabeza.

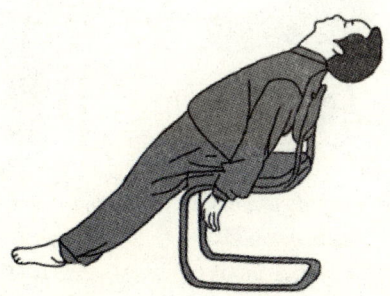

Relajado en la silla (1.3)

2. CONCÉNTRATE EN LOS PIES

2.1 Desde la posición inicial, levanta tus dedos del pie derecho, luego levanta la planta del pie, relaja tu pierna derecha y coloca la planta del pie de nuevo en el suelo. Haz esto 6 veces. Repite el ejercicio con el pie izquierdo.

2.2 Estira hacia adelante la pierna derecha hasta la rodilla y el talón del suelo, mientras el pie izquierdo se mantiene en el suelo. Inhala y exhala 3 veces.

2.3 Dobla los dedos del pie derecho hacia arriba mientras tú respiras profundamente y luego relájalos mientras exhalas. Haz esto 6 veces. Debes imaginar que la energía está pasando hacia adentro a través del Baihui y saliendo a través de la plantas de tus pies a medida que inhalas y entra a través de tus pies y sale a través de los dedos de tus pies mientras exhalas.

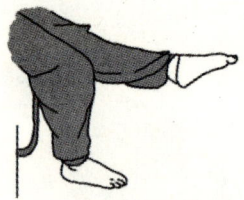 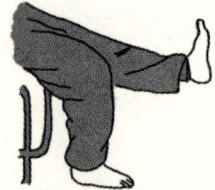

Pie izquierdo levantado – dedos estirados (2.2 pie izquierdo)

Pie izquierdo levantado – dedos elevados (2.3 pie izquierdo)

LOS 8 EJERCICIOS QI GONG
PARA USUARIOS DE COMPUTADORA

2.4 Endereza la pierna derecha hasta la rodilla y levanta el pie derecho cerca de 15 cm del piso. Dobla los dedos de los pies hacia arriba y gira en un medio círculo (gira hacia afuera y luego hacia adentro). Haz esto 3 veces. Repite 3 veces en la dirección opuesta (hacia afuera y luego gira hacia adentro). Los dedos de los pies deben girar en un círculo tan amplio como te sea posible y deberías sentir esa energía que está entrando y saliendo a través de la planta del pie. Cambia de pie (pie izquierdo levantado y el pie derecho en el suelo y viceversa) y repite desde los pasos 2.2 hasta 2.4 con el pie izquierdo.

Gira el pie izquierdo (hacia afuera) (2.4)

Gira el pie izquierdo (hacia adentro) (2.4)

2.5 Como una opción, repite 2.4 con los dos pies al mismo tiempo ya que hayas adquirido práctica en usar un pie a la vez. Esta opción es más difícil, pero también es más benéfica.

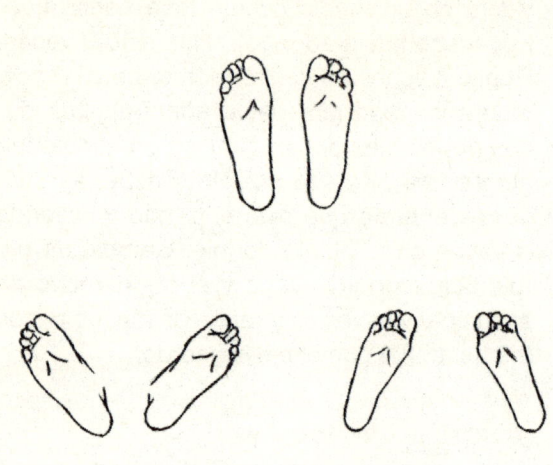

2.5 Gira los dos pies

LOS 8 EJERCICIOS QI GONG PARA USUARIOS DE COMPUTADORA

3. FLEXIÓN DE RODILLAS Y SACUDIDA

3.1 Ponte de pie y que tus pies estén a la anchura de los hombros y dobla las rodillas en una posición relajada, de modo que no haya tensión en las rodillas. Mantén la espalda recta y endereza las rodillas. Haz esto lentamente 6 veces.

3.2 Brinca con tus rodillas dobladas a una posición relajada y luego enderézalas ligeramente antes de que las vuelvas a doblar. Debe haber 2 rebotes por segundo. Haz esto 66 veces.

Deberás sentir tu cuerpo relajado y listo para los dos ejercicios principales (4 y 5).

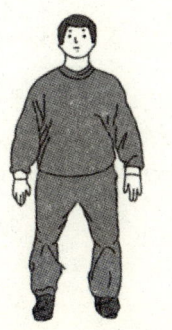 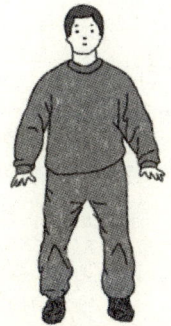

3.2 Flexión de rodillas y sacudida

4. VENCER EL CANSACIO

4.1 Inclínate hacia delante por la cintura como un mono, con la cabeza y los brazos relajados y las piernas estiradas. Cierra la mano derecha para formar un puño, pero no lo aprietes con demasiada fuerza, tienes que ser capaz de poner un dedo en el interior del puño (se llama el puño vacío). Esto te permitirá cierto espacio cuando golpees con el puño.

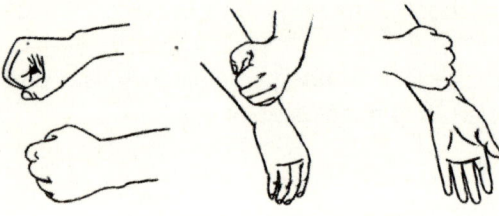

El puño vacío (4.1)
El puño vacío golpea el exterior y el interior del brazo

LOS 8 EJERCICIOS QI GONG PARA USUARIOS DE COMPUTADORA

23

4.2 Con el brazo izquierdo totalmente relajado y la palma izquierda en dirección al cuerpo, golpetea la parte exterior del brazo izquierdo con el puño derecho. Los golpecitos del puño derecho deben ser bastante sólidos, casi hasta el punto de dolor. Sacudir desde el hombro hasta el codo (3 veces), desde el codo hasta la muñeca (3 veces) y luego regresa a la parte superior del brazo, es decir hasta el codo (3 veces), el codo hasta el hombro (3 veces).

4.3 Gira la palma de la mano izquierda en dirección al cuerpo y repite el 4.2 en el interior del brazo por 3 veces.

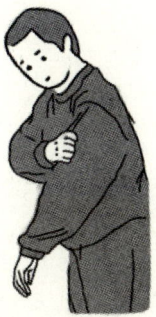

Golpetea el brazo, el hombro hasta el codo del brazo exterior (4.2)

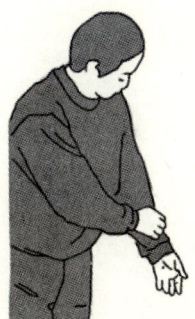

– La muñeca hasta el codo dentro del brazo (4.3)

4.4 Ahora masajea firmemente el brazo izquierdo con la mano derecha apretando y soltando el brazo al pasar por la parte superior del brazo hasta la muñeca, hazlo de nuevo, en primer lugar por la parte exterior del brazo y luego por la parte interior. Sigue respirando de manera uniforme durante todo el día.

4.5 Repite los pasos del 4.2 hasta el 4.4, golpetea/masajea el brazo derecho con el puño o la mano izquierda.

Los canales del exterior y del interior del brazo deben ser golpeteados y masajeados para eliminar los bloqueos de energía.

5. FORTALECE TUS BRAZOS Y HOMBROS

5.1 Ponte de pie y que tus pies estén a la anchura de los hombros con los brazos colgando libremente a cada lado del cuerpo.

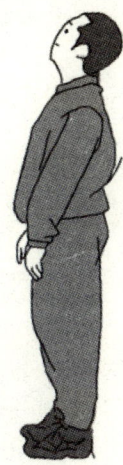

*5.1 Posición inicial
– vista lateral*

5.2 Eleva los brazos extendidos hacia el frente y en forma horizontal con las manos tocándose ligeramente (1). Luego lleva las manos hacia el pecho hasta que la parte inferior de los brazos esté alrededor de 90° grados de la parte superior del brazo y luego gira la punta de los dedos hacia arriba y gíralos para encontrarse con tu pecho (2) y (3).

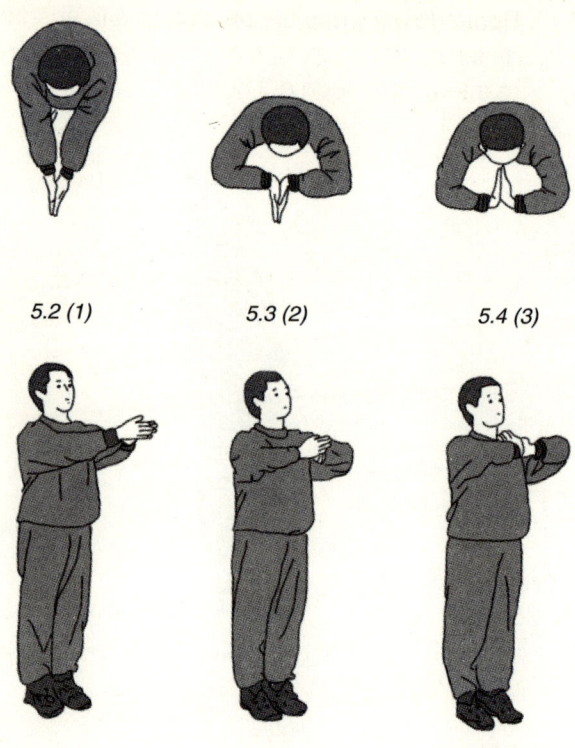

5.2 (1)   5.3 (2)   5.4 (3)

5.3 Empuja los dedos hacia el frente para que tus manos giren alrededor de la yema de los dedos y luego une los dorsos de tus manos (4), (5) y (6).

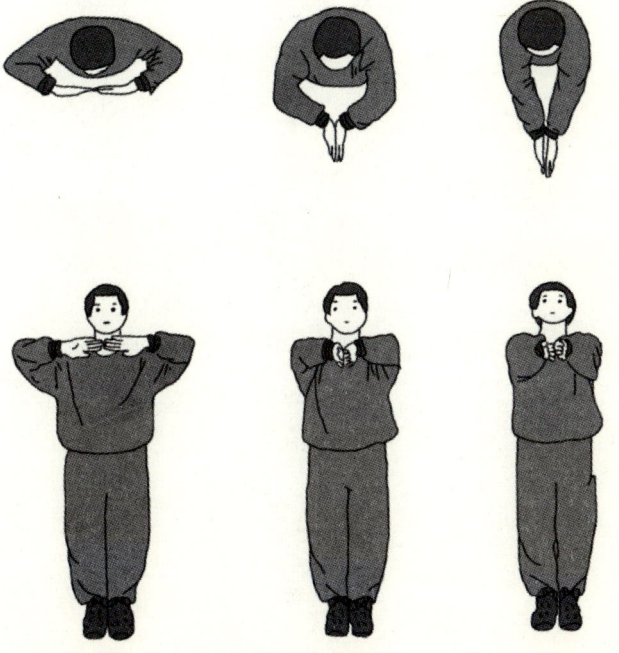

5.4 Gira tus manos por debajo de las yemas de los dedos hasta tener el puño cerrado a la altura de los codos y luego estira los brazos de nuevo, al final empuja los dedos hacia adelante para producir un ruido con las palmas de tus manos, sin abrir conscientemente las palmas (7), (8).

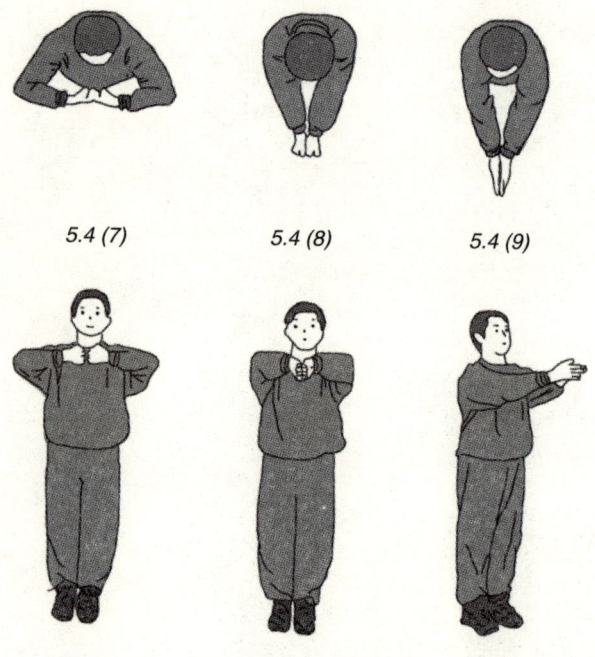

5.4 (7)   5.4 (8)   5.4 (9)

5.5 Los brazos están de nuevo en la posición principal (1). Repite un total de 36 veces en cada sesión. Las primeras 10 repeticiones en forma lenta hasta que recuerdes los movimientos y poco a poco acelera en los movimientos, pero asegura que el último paso, el paso (9), se haga correctamente.

NOTAS:

- Los brazos deben estar al mismo nivel del largo de los hombros.

- Después de cada una de las primeras sesiones de práctica, los brazos y los hombros se sienten muy cansados, pero el ejercicio los fortalece para que después de un tiempo el dolor desaparezca, los brazos y los hombros son capaces de soportar la tensión de la actividad cotidiana y sobre todo la tensión de trabajo en el equipo durante largos periodos de tiempo.

6. SACUDE LOS BRAZOS

6.1 Ponte de pie y que tus pies estén a la anchura de los hombros e inhala y exhala 3 veces. Agita las manos desde las muñecas y cuenta hasta 6 o 12 hasta que te sientas completamente relajado.

6.2 Levanta los brazos hacia el frente desde la cintura y continúa hasta llegar arriba de la cabeza, hasta que casi lleguen a posición vertical.

6.3 Cuando los brazos alcancen la posición vertical, déjalos caer a los lados del cuerpo, por lo tanto el cuerpo se relajará y deja caer los hombros y los codos.

6.4 Sacude las muñecas a medida que pasan de la cintura como si te estuvieras sacudiendo el agua.

6.5 Repite y haz esto 6 veces.

6.6 Aplaude firmemente (2 veces por segundo) para que fuerces el sacudir de los brazos y permite que la energía generada pase por el Laogong. Por lo menos haz 3 aplausos.

LOS 8 EJERCICIOS QI GONG
PARA USUARIOS DE COMPUTADORA   31

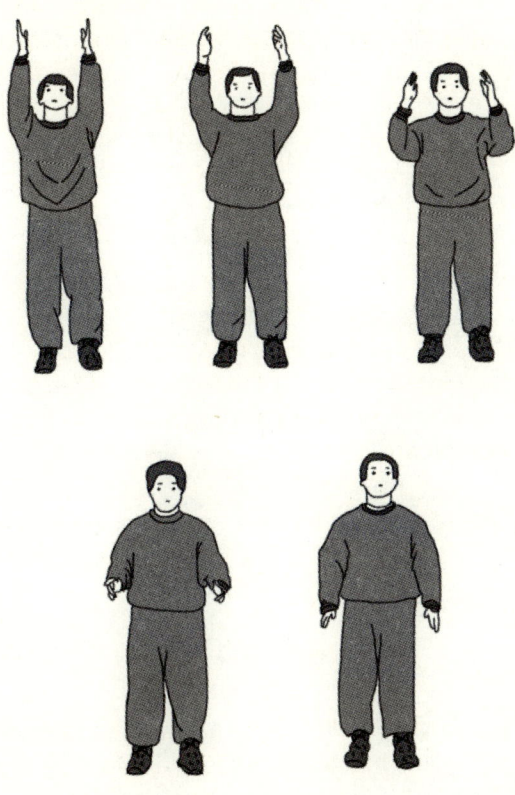

6.1 Sacude los brazos – vista frontal

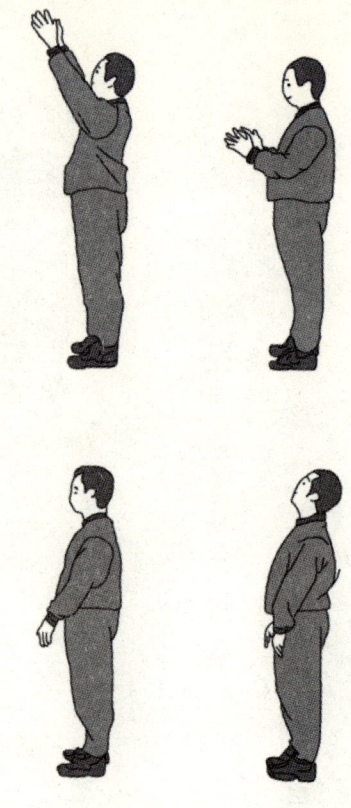

6.1 Sacude los brazos – vista lateral

 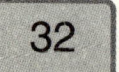 MINUTOS DE EJERCICIO PARA LOS USUARIOS DE COMPUTADORA

7. EL SONIDO DE LA N

7.1 Ponte de pie y que tus pies estén juntos y que tus brazos cuelguen libremente en cada lado de tu cuerpo. Cierra tus ojos ligeramente.

7.2 Eleva los brazos extendidos por tus costados y gira las palmas de manera que estén dirigidas hacia arriba mientras elevas tus brazos. Continúa subiendo los brazos extendidos y haz que tus palmas choquen arriba y al frente de tu cabeza mientras levantas el rostro.

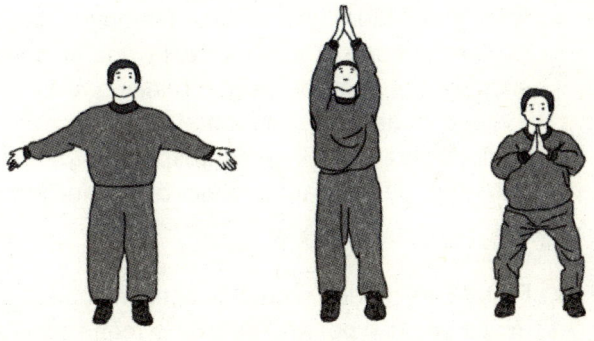

7.2 – 7.3 El sonido Nnnn...

7.3 Eleva las manos delante de la barbilla, mientras flexionas las rodillas y haz el sonido de "NNN…"

7.4 Debería tomar cerca de 6 segundos elevar los brazos y entre 3 y 4 segundos regresar a su lugar. Haz este movimiento un total de 6 veces.

8. FORMA FINAL

8.1 Ponte de pie con los pies juntos, con los brazos relajados al costado del cuerpo, con las palmas hacia atrás y la espalda recta. La respiración es profunda (en lugar de ser superficial y relajada). Inclínate lentamente hacia adelante desde la cintura hasta que la parte superior del cuerpo cuelgue relajada al frente y luego enderézate lentamente a la posición vertical. Haz esto 3 veces, respirando profundamente, pero estando relajado de principio a fin.

8.2 Frótate las manos unas 66 veces mientras caminas un poco por ahí (esto es lo más sencillo) o haz cuclillas y enderézate pero sin ninguna tensión (esto es más difícil).

LOS 8 EJERCICIOS QI GONG PARA USUARIOS DE COMPUTADORA

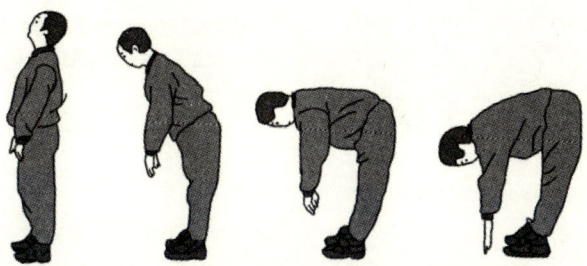

8.1 Forma final – inclínate hacia adelante desde la cintura

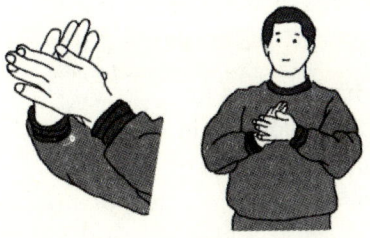

8.2 Frota tus manos y el Laogong

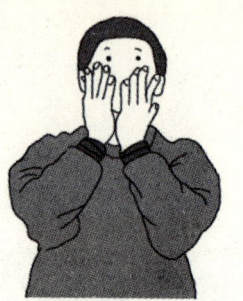

8.3 Lavado en seco del rostro

8.3 Hazte un lavado en seco del rostro y del cabello con las manos desde la parte inferior del rostro hasta la parte superior y sobre el cuero cabelludo y la parte posterior de la cabeza. Haz esto 6 veces.

NOTAS:

- No es necesario hacer todos los ejercicios en cada sesión de la práctica, pero si es bueno adquirir práctica en todos ellos.

- Se volverá evidente cuales ejercicios te proporcionan el mayor beneficio y tendrás la tendencia a practicarlos.

LOS EJERCICIOS ESPECIALES DE QI GONG PARA LOS USUARIOS DE COMPUTADORA Y LAS PERSONAS QUE PADECEN ARTRITIS

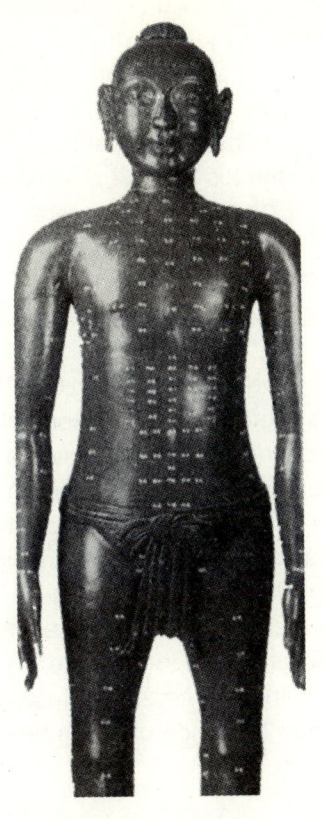

La estatua del cuerpo de bronce

Hecho por Wang Weiyi (987 – 1067 dC), un famoso doctor chino que vivió durante la Dinastía Song. La estatua fue el primer modelo para mostrar los 354 puntos de acupuntura y los 14 canales en el cuerpo y esta representación esquemática se sigue usando hoy en día. Wang basó su estatua en sus estudios de *"El Canon de la Medicina Interna del Emperador Amarillo"*.

Introducción

Existen más de 200 huesos en el cuerpo humano y sólo en las manos existen 54 de ellos. Los huesos de las manos están conectados con el cerebro a través de 14 canales principales y secundarios (también llamados meridianos) debido a las relaciones de los elementos que se describen en la siguiente sección. El hombre en general tiene un gran número de células nerviosas en el cerebro y desde su amanecer el uso que el hombre ha hecho del cerebro, en general, sólo ha alcanzado un 20%.

Desde la dinastía Han (206 aC – 220 dC) hasta nuestros días, los ejercicios de Qi Gong para los dedos han desarrollado un potente sistema de autopráctica para curar las enfermedades en los órganos y el cuerpo en general, además permiten un aumento de utilización del cerebro e "inteligencia" mediante el desarrollo de la utilización de ambos lados del cerebro. Esto se hace como resultado de las señales que se envían a lo largo de los 14 canales (meridianos) entre el cerebro y las manos y las asociaciones que los cinco órganos tienen mutuamente.

Se han incluido cuatro series de ejercicios para los usuarios de computadora y personas con problemas de artritis. Tres de los ejercicios son para los dedos y la mano, y el cuarto es de golpeteo en la mano.

LOS EJERCICIOS ESPECIALES DE QI GONG PARA LOS USUARIOS DE COMPUTADORA Y LAS PERSONAS QUE PADECEN ARTRITIS

Los ejercicios para los dedos son benéficos para todos los que tienen interés en mejorar su habilidad mental, y a su vez llevar una mejor salud.

Los ejercicios de golpeteo para la mano proporcionan métodos de autocuración para dolencias específicas además de aquellas que resultan por el continuo uso de la computadora.

Los cinco elementos

En la medicina tradicional china (MTC), existen cinco "elementos" relacionados con las funciones corporales. Son tierra, madera, fuego, metal y agua, y la interacción entre ellos puede ser impulso o restricción. Además, cada elemento se asocia con un órgano del cuerpo y un dedo de las manos y de los pies. Esto se resume en el siguiente diagrama:

Elementos	Impulsa	Restringe	Órgano	Mano	Pie
Madera	Fuego	Tierra	Hígado	1er dedo	3er dedo
Fuego	Tierra	Metal	Corazón	2do dedo	2do dedo
Tierra	Metal	Agua	Bazo	Pulgar	1er dedo
Metal	Agua	Madera	Pulmón	3er dedo	Dedo pequeño
Agua	Madera	Fuego	Riñones	Meñique	Dedo grande

LOS EJERCICIOS QI GONG PARA LOS DEDOS Y LA MANO

NOTAS PARA LOS EJERCICIOS DE LOS DEDOS:

1. Se requiere tu máxima concentración mientras estás tratando de indicar el mensaje a los dedos y haz que se interprete perfectamente.

2. No te apresures, pero concéntrate y relajarte y trata de no cometer ningún error.

3. Las personas diestras deben utilizar su mano izquierda y las personas zurdas la mano derecha. Las personas que son ambidiestras pueden usar la mano con la que tienen más dificultad; por supuesto, la gente con una mano se limita a esa mano.

4. La posición inicial (PI) está siempre con los dedos rectos y las puntas verticales, el pulgar derecho en una posición relajada formando una V con el primer dedo. La palma se dirige hacia adelante.

5. Haz cada uno de los pasos y siempre regresa a la posición inicial.

LOS EJERCICIOS ESPECIALES DE QI GONG
PARA LOS USUARIOS DE COMPUTADORA
Y LAS PERSONAS QUE PADECEN ARTRITIS

6. Cuenta en voz alta o en silencio, la ecuación aritmética de como se hace cada ejercicio, por ejemplo, en ZA1 dirás y harás de la siguiente manera:

   - (PI) UNO (haz el paso 1 mientras dices UNO)
   - MÁS (regresa a la posición inicial mientras dices MÁS)
   - UNO (haz el paso 2 mientras dices UNO)
   - IGUAL (regresa a la posición inicial mientras dices IGUAL)
   - DOS (haz el paso 3 mientras dices DOS y regresas a la posición inicial)

7. El ritmo de cada paso debe ser uniforme, no demasiado rápido y el mismo de principio a fin. Puede haber un aumento de velocidad una vez que el ejercicio ha alcanzado la perfección.

8. Si cometes un error debes comenzar la secuencia desde el principio y repetirlo hasta que no haya ningún error.

9. Cuando el dedo se dobla en la segunda articulación, la primera articulación (cerca de la punta) no debe doblarse y los otros dedos además del pulgar deben permanecer quietos. La parte superior arriba de la articulación, donde se dobla, debe ser lo más horizontal posible.

10. El periodo de práctica recomendado para cada grupo debe completarse antes de continuar con el siguiente grupo.

11. No practiques cuando estés cansado o cuando tu mente esté en otras cosas. Dedica un tiempo que sea tranquilo para practicar, ya sea con otras personas como en una clase o por tu cuenta y trata de no permitir interrupciones.

12. Cada serie de ejercicios ha sido nombrado en honor a un famoso estratega chino.

LOS EJERCICIOS ESPECIALES DE QI GONG
PARA LOS USUARIOS DE COMPUTADORA
Y LAS PERSONAS QUE PADECEN ARTRITIS

1. LA SERIE Z

En esta serie se usa una sola mano.

ZA1

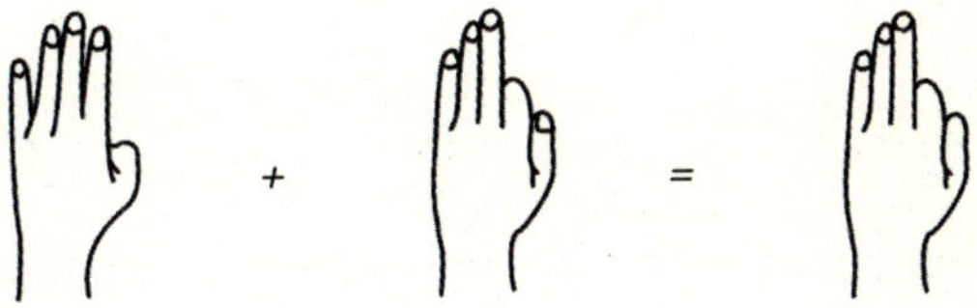

1 + 1 = 2

ZA2

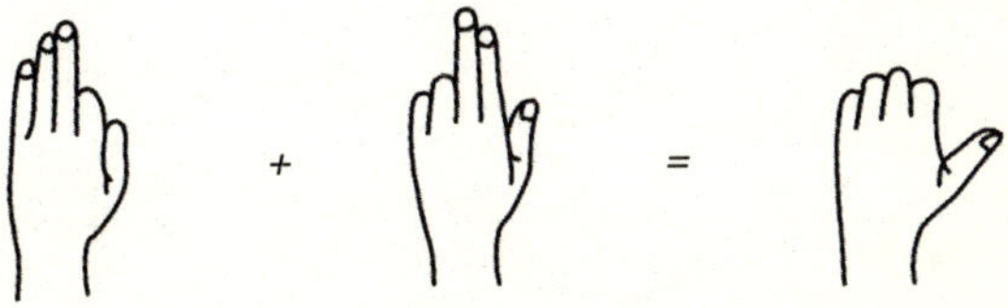

2 + 2 = 4

ZA3

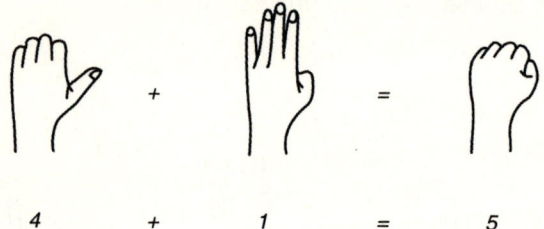

4 + 1 = 5

Haz cada ejercicio 6 veces (6x3 = 18 pasos para un ciclo) y haz 66 ciclos en cada sesión de práctica. Practica por lo menos tres días en la primera semana antes de que pases a la serie de ZB.

LOS EJERCICIOS ESPECIALES DE QI GONG
PARA LOS USUARIOS DE COMPUTADORA
Y LAS PERSONAS QUE PADECEN ARTRITIS

ZB1

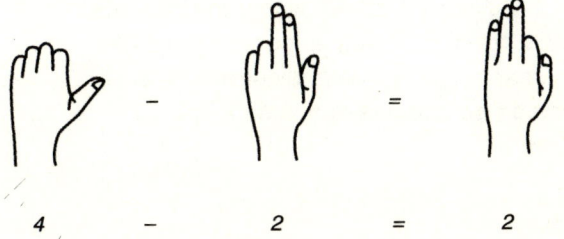

ZB2

ZB3

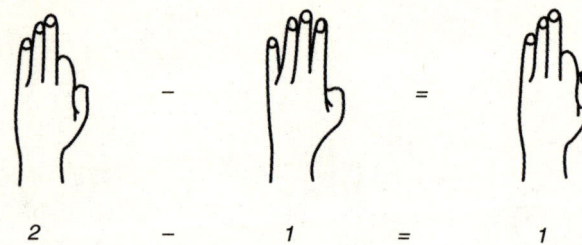

2   −   1   =   1

Haz cada ejercicio 6 veces (6x3 = 18 pasos para un ciclo) y haz 66 ciclos en cada sesión de práctica. Practicar por lo menos tres días después de volverte diestro en la serie ZB antes de que pases a la serie ZC.

LOS EJERCICIOS ESPECIALES DE QI GONG
PARA LOS USUARIOS DE COMPUTADORA
Y LAS PERSONAS QUE PADECEN ARTRITIS

49

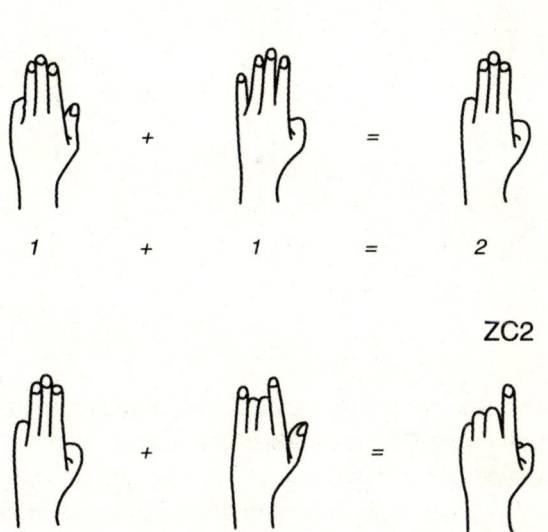

ZC3

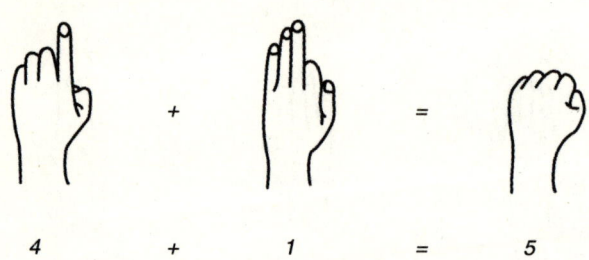

4 + 1 = 5

Haz cada ejercicio 6 veces (6x3 = 18 pasos para un ciclo) y haz 66 ciclos en cada sesión de práctica. Practica por lo menos tres días después de volverte diestro en la serie ZC antes de que pases a la serie ZD.

LOS EJERCICIOS ESPECIALES DE QI GONG PARA LOS USUARIOS DE COMPUTADORA Y LAS PERSONAS QUE PADECEN ARTRITIS

ZD1

5 − 1 = 4

ZD2

4 − 2 = 2

ZD3

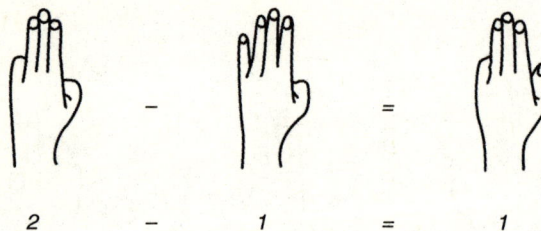

2 − 1 = 1

Haz cada ejercicio 6 veces (6x3 = 18 pasos para un ciclo) y haz 66 ciclos en cada sesión de práctica. Practica por lo menos tres días después de volverte diestro en la serie ZD antes de que pases a la serie ZE.

LOS EJERCICIOS ESPECIALES DE QI GONG PARA LOS USUARIOS DE COMPUTADORA Y LAS PERSONAS QUE PADECEN ARTRITIS | 53

ZE1

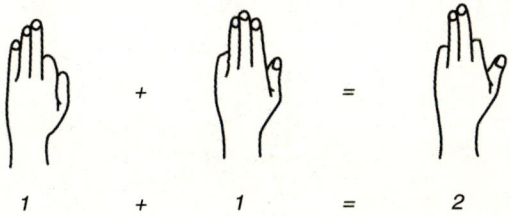

1 + 1 = 2

ZE2

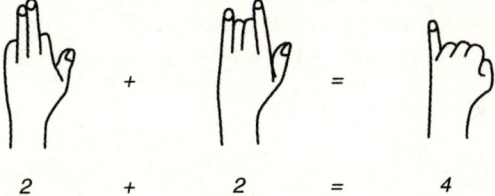

2 + 2 = 4

ZE3

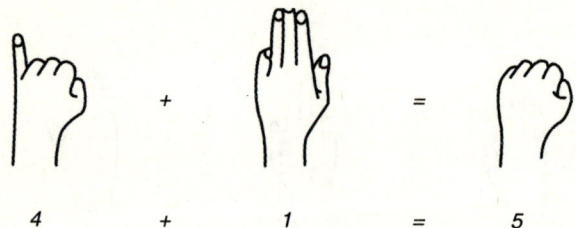

4 + 1 = 5

Haz cada ejercicio 6 veces (6x3 = 18 pasos para un ciclo) y haz 66 ciclos en cada sesión de práctica. Practica por lo menos tres días después de volverte diestro en la serie ZE antes de que pases a la serie ZF.

LOS EJERCICIOS ESPECIALES DE QI GONG PARA LOS USUARIOS DE COMPUTADORA Y LAS PERSONAS QUE PADECEN ARTRITIS

55

ZF1

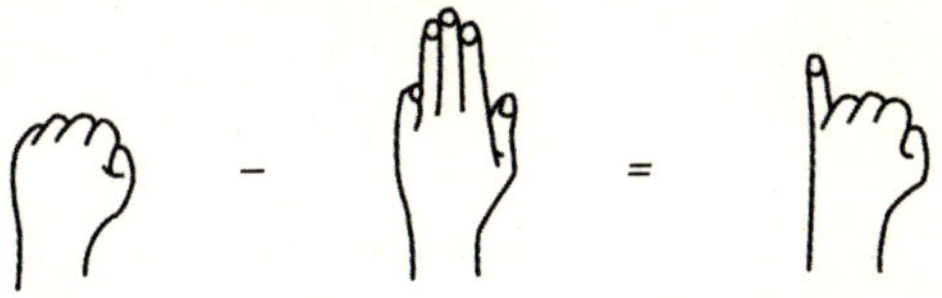

5 − 1 = 4

ZF2

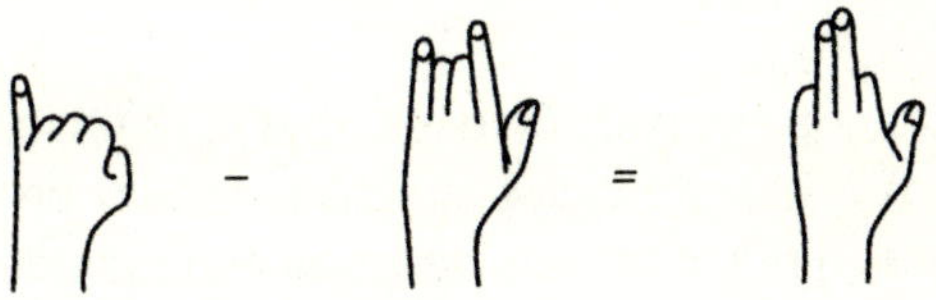

4 − 2 = 2

ZF3

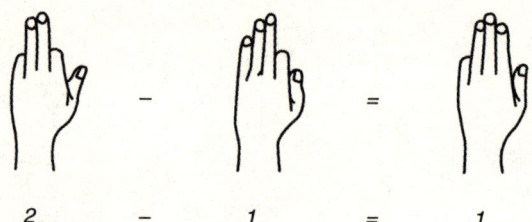

Haz cada ejercicio 6 veces (6x3 = 18 pasos para un ciclo) y haz 66 ciclos en cada sesión de práctica. Practica por lo menos tres días después de volverte diestro en la serie de ZF antes de que pases a la siguiente serie. Debe de tomarte alrededor de un mes para que puedas dominar en su totalidad la serie Z.

LOS EJERCICIOS ESPECIALES DE QI GONG PARA LOS USUARIOS DE COMPUTADORA Y LAS PERSONAS QUE PADECEN ARTRITIS

2. LA SERIE S

Estos ejercicios permiten a tres de los cinco órganos trabajar juntos. También hay un aumento en el uso del cerebro. Esto aumenta la velocidad en el pensamiento y las reacciones de uno, además los reflejos se agudizan.

Practicar los ejercicios de la serie S te debería ocupar el segundo mes y la frecuencia de cada ejercicio es nuevamente de (6 x 3 = 18) x 66, 3 o 4 días por semana.

SA

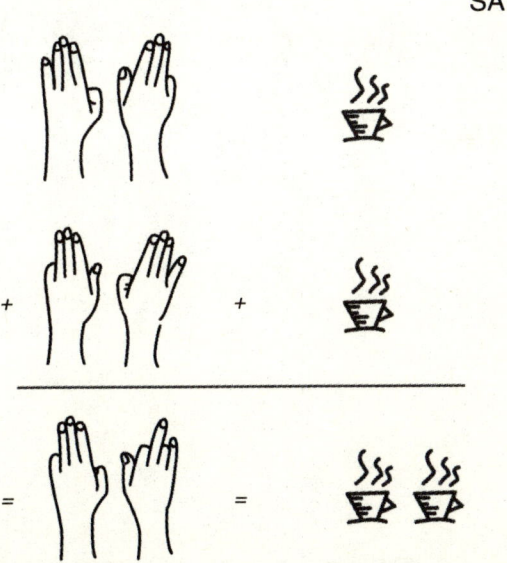

SB

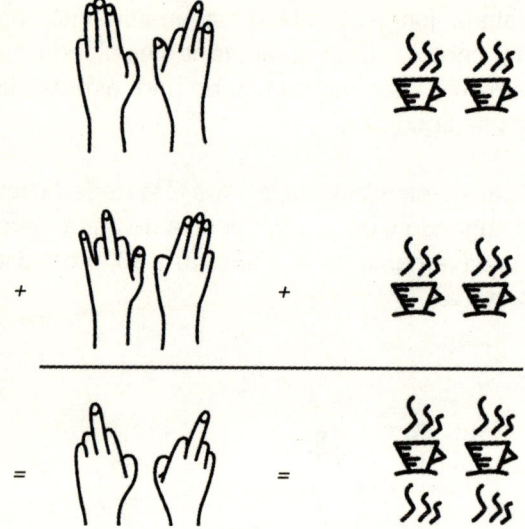

LOS EJERCICIOS ESPECIALES DE QI GONG PARA LOS USUARIOS DE COMPUTADORA Y LAS PERSONAS QUE PADECEN ARTRITIS

SC

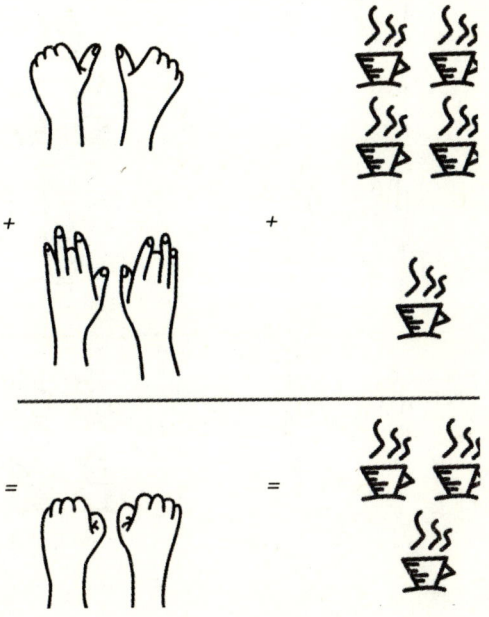

SD

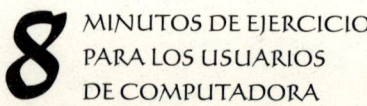

LOS EJERCICIOS ESPECIALES DE QI GONG PARA LOS USUARIOS DE COMPUTADORA Y LAS PERSONAS QUE PADECEN ARTRITIS

SE

SF

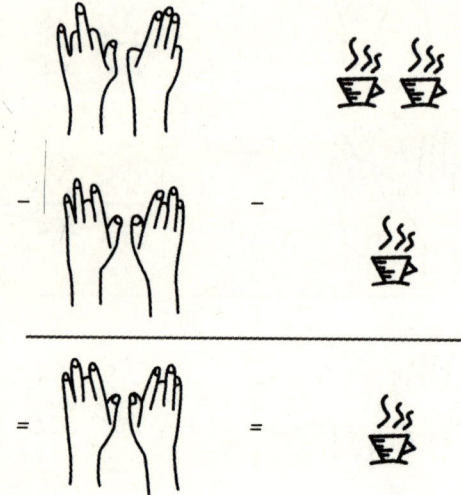

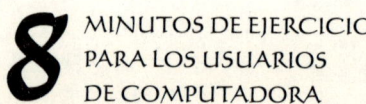

3. LA SERIE H

Estos ejercicios son ideales para:
- Las personas que escriben mucho.
- Las personas que miden mucho.
- Las personas que asisten a numerosas reuniones
y hablan mucho.
- Las personas que usan ampliamente el lado izquierdo de su cerebro.
- Para relajarse y conciliar el sueño.

En esta serie de ejercicios se usa la yema de los dedos como puntos de contacto ya que son muy sensibles en la conexión de los órganos a través de los 14 canales principales y secundarios. Esta sensibilidad ayudará a tu mente a relajarse y a concentrarse en cada ejercicio.

HA1 **HA2**

1 **4**

TOCA UNA VEZ   TOCA CUATRO VECES

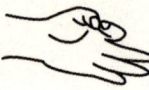 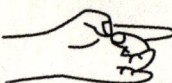

2 **3**

TOCA DOS VECES TOCA TRES VECES

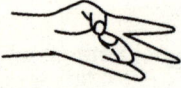 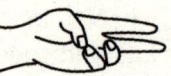

3 **2**

TOCA TRES VECES TOCA DOS VECES

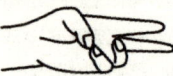 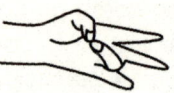

4 **1**

TOCA CUATRO VECES TOCA UNA VEZ

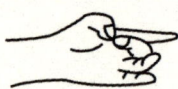 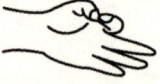

LOS EJERCICIOS ESPECIALES DE QI GONG PARA LOS USUARIOS DE COMPUTADORA Y LAS PERSONAS QUE PADECEN ARTRITIS

HB

5/4
TOCA CINCO VECES
Y LUEGO CUATRO
VECES (NUEVE)

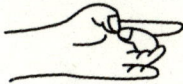

2
TOCA DOS VECES

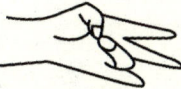

3
TOCA TRES VECES

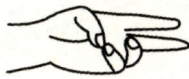

1
TOCA UNA VEZ

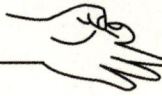

HC

1
TOCA UNA VEZ
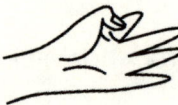

4
TOCA CUATRO VECES

2
TOCA DOS VECES
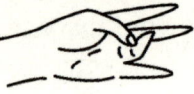

5
TOCA CINCO VECES
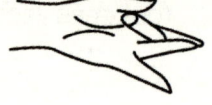

3
TOCA TRES VECES
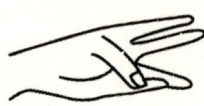

 MINUTOS DE EJERCICIO
PARA LOS USUARIOS
DE COMPUTADORA

LAS BEBIDAS ESPECIALES PARA LOS USUARIOS DE COMPUTADORA

Dietas medicadas chinas

Las dietas medicadas chinas no son una simple combinación de alimentos y hierbas chinas, sino una preparación altamente especializada de hierbas chinas, comida y condimentos según lo estipulado en las teorías de la Medicina Tradicional China (MTC). No sólo tiene la eficacia de la medicina, sino que también la delicadeza de los alimentos, y puede ser utilizado para prevenir y curar enfermedades, además de construir una buena salud y prolongar tu vida.

1. Origen y desarrollo

Las dietas medicadas chinas tienen una larga historia. En la dinastía Zhou, 1,000 o más años aC, los médicos reales eran divididos en cuatro categorías. Una categoría eran los médicos encargados de dietas, los cuales estaban a cargo del cuidado de la salud del rey y la preservación de su salud, y eran responsables de su programa dietético.

El Canon de la Medicina Interna del Emperador Amarillo (Huang Di San Wang Yong Shan Fang de Mawangdui), una obra clásica de medicina en la MTC apareció aproximadamente en el Periodo de los Reinos Combatientes (475 aC - 221 aC), varias recetas de la dieta que se prescribieron fueron registradas. En base al *Clásico de las raíces y hierbas del Divino Granjero de Shennong*, el cual fue publicado sobre el periodo de Qin y Han y es la primera monografía sobre la materia médica, muchas clases de medicamentos son alimentos y drogas que fueron registrados, tales como los dátiles de China (Fructus ziziphi Jujubae), semillas de sésamo (Sesami semen), el ñame chino (Dioscoreae Rhizoma), uvas (vitis), núcleo de la nuez (juglandis semen), bulbo de lirio (bulbo Lilii), jengibre fresco (Rhizoma recens zingiberis), las semillas de las lágrimas de Job (Semen coicus), etc.

Sun Simiao, un médico muy reconocido en la dinastía Tang (618-907 dC) enlistó y discutió cuestiones como el tratamiento dietético, el tratamiento dietético para el cuidado de la salud senil y preservación de la salud en sus libros *La prescripción vale más que mil piezas de oro en caso de emergencias* y el *Suplemento de las prescripciones esenciales de oro vale más que mil emergencias*. Estos dos libros fueron fundamentales en las prescripciones de dietas medicadas.

En la dinastía Song del Norte (960–1127 dC), el libro *Cómo ayudar a los ancianos a preservar su salud y la de sus familiares y amigos, prolongando su vida* por Chen Zhi es una extensa monografía o principios de la gerontología en China. De todas las

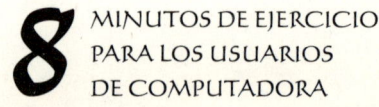

LAS BEBIDAS ESPECIALES PARA LOS USUARIOS DE COMPUTADORA

recetas grabadas ahí, el 70% son acerca de dietas medicadas. Lo que se destaca en este libro es que "... la terapia dietética debe ir antes de cualquier enfermedad, y luego seguir con la medicina si no se han curado".

Hi Sihui, el médico real de la dinastía Yuan (1279–1368 dC), escribió una monografía sobre los océanos de la dieta medicada titulada: *Principios de la dieta correcta*, en el que grabó las prescripciones y medicamentos dietéticos. Además, cuestiones tales como las consideraciones de la dieta durante el embarazo, las consideraciones de la dieta para la alimentación de la nana, las consideraciones de la dieta para el consumo de alcohol, etc., las cuales también se discutieron en este libro.

En la dinastía Ming (1368–1644 dC), Li Shizhen recogía y registraba en su *Compendio de materia médica* muchas recetas de la dieta medicada, decenas de las cuales fueron medicados sobre pura papilla, mientras que otra docena no se refirió a otra cosa más que el vino medicinal. En *Ocho ensayos sobre la preservación de la vida*, una monografía sobre la salud de la preservación de la dinastía Ming, muchas dietas medicadas para la preservación de la salud y el cuidado de la misma también fueron registradas.

Las monografías sobre el tratamiento de la dieta medicada de la Dinastía Qing (1644–1911 dC) varian en sus características. En la *Receta de Suixiju* por Wang Shixiong, se introdujeron más de 300 especies pertenecientes a 7 phyla de alimentos y bedidas medicadas. Ahora, debido al desarrollo de la economía y el continuo aumento del nivel de vida, la dieta medicada es cada vez más valorada por los chinos, se han recopilado y publicado una serie de obras, una tras otra sobre la dieta medicada con distintas características tradicionales. En los anteriores diez años o más se han producido numerosas monografías y obras científicas populares de divulgación sobre alimentación medicadas, las cuales han proporcionado un gran avance en el desarrollo y popularización del tratamiento dietético medicado.

LAS BEBIDAS ESPECIALES PARA LOS USUARIOS DE COMPUTADORA

En China, algunos hospitales han establecido departamentos de terapia dietética o servicio ambulatorio de terapia dietética; y en algunas ciudades se han establecido comedores con dietas medicadas.

La dieta medicada ha desarrollado en gran medida un surtido, sobre la base del proceso tradicional, por ejemplo, latas medicinales, caramelos medicinales, etc. Se han producido alimentos y bebidas saludables en base a los logros de la investigación científica y vienen en una amplia selección y varían en sus características. Existen alimentos medicados que son adecuados para los pacientes que sufren de diabetes, obesidad y angiocardiopatía; existen alimentos y bebidas para el cuidado de la salud, apropiados para los atletas, actores, actrices y mineros; también existen alimentos para el cuidado de la salud o dietas medicadas adecuadas para promover la salud infantil y el crecimiento de los niños, o para prolongar la vida de los ancianos.

La dieta medicada china se ha extendido hasta más allá de las fronteras de China. Bebidas para el cuidado de la salud, envasadas en latas medicadas y vino medicado se han hecho a partir de la medicina tradicional china y se han vendido en los mercados tradicionales. En algunos países se han establecido comedores con dietas medicadas.

Se pronostica que las dietas medicadas chinas contribuirán a la salud de la gente en todo el mundo.

2. Características

Las características de las dietas medicadas chinas son las siguientes:

2.1 Haz hincapié en todo, seleccionando dietas medicadas sobre la base del diagnóstico diferencial.

Por "Haz hincapié en todo, seleccionando dietas medicadas sobre la base del diagnóstico diferencial", se quiere decir que cuando se prescribe una dieta medicada:

- primero debes hacer un análisis global de la condición física y de la salud del paciente,
- determina la naturaleza de la enfermedad para la que se va a hacer la prescripción, la estación en la que el paciente contrajo la enfermedad, y la ubicación geográfica, etc.
- Llega a una conclusión para el tipo de síndrome,

A continuación, debes decidir sobre los principios correspondientes para la terapia dietética y seleccionar una dieta medicada que sea adecuada.

Por ejemplo, un paciente con gastritis crónica:

- Debe tomar Galangal y Cyperus Gruel (Liang Fu Zhou) si padece de gastritis crónica del tipo estómago frío.
- Pero puede tomar bebidas de rizoma fragante de Sello de Salomón, Dendrobium, Ciruela Negra y Espino Blanco (Yu Shi Yin Mei Zha) si padece de gastritis crónica debido a la deficiencia del estómago-Yin.

2.2 Adecuado tanto para la prevención y el tratamiento

La dieta medicada se puede utilizar para tratar enfermedades o para que la gente saludable pueda aumentar su resistencia y prevenir enfermedades.

Esta es una de las características en las que la dieta medicada es diferente al tratamiento con medicina.

Aunque la dieta medicada es algo leve, tiene un efecto notable en la prevención y cura de enfermedades, aumenta y conserva la salud. Éstos son algunos de los logros científicos en la Universidad de Medicina Tradicional China de Shandong:

- Alimentos de ocho ingredientes: Se prepara de acuerdo a la experiencia en el tratamiento dietético y el cuidado de la salud de la corte imperial de la dinastía Oing a partir de ocho medicamentos dietéticos chinos, incluyendo el ñame chino (Rhizoma dioscoreae), semillas de loto (Semen nelumbinis), y Espino Blanco (Fructus crataegi). 97% de los niños que lo tomaron durante 30 días mejoraron notablemente su apetito y su crecimiento.

- Extracto nutritivo de Peras Laiyang y Hongos: Se elabora a partir del jugo de peras Laiyan g *(Malum piri)* y extracto de hongos *(edodes Lantinus)* y tremella *(Tremella)*. Si los pacientes de edad media o seniles padecen de enfermedades crónicas lo pueden tomar, y no sólo se pueden aliviar los síntomas de su enfermedad, sino que la grasa de su sangre puede reducirse cuando se sufre de hiperlipidemia, y puede mejorarse su función inmunológica.

3. Contenido y clasificación

La dieta medicada está convenientemente dividida en medicinas dietética chinas, la dieta medicada para tratamientos dietéticos y la dieta de rehabilitación.

3.1 Medicinas dietéticas chinas

Las medicinas dietéticas chinas, también conocidas como "medicinas comestibles chinas", o "alimento medicado", se refieren a bebidas y alimentos que pueden usarse para la prevención y la cura de enfermedades, o para el cuidado y la recuperación de la salud. Los medicamentos dietéticos chinos de este tipo incluyen cereales, frutas, nueces, vegetales, especias, aves y animales, productos acuáticos, etcétera.

3.2 Dietas medicadas para la terapia dietética

La dieta medicada para la terapia dietética es una dieta hecha a partir de medicinas, alimentos y condimentos saludables. La dieta medicada puede prepararse a partir de medicamentos chinos solamente, o a partir de alimentos chinos que están crudos de acuerdo con ciertas prescripciones, que se procesan o se cocinan. A la luz de su forma y proceso, la dieta medicada puede dividirse en siete clases:

LAS BEBIDAS ESPECIALES PARA LOS USUARIOS DE COMPUTADORA

1) Jugo fresco: es el jugo extraído de las medicinas comestibles chinas solamente, tales como frutas frescas, o junto con algunas medicinas crudas chinas frescas, bien lavadas. Por ejemplo, la Bebida de Cinco Jugos se hace a partir de los jugos de castaña de agua (*Bulbus heleocharis tuberosae*), rizoma de carrizo fresco (*Rhizoma phragmatics*), raíz de loto fresca (*Rhizoma nelumbinis*), pera (*Malum piri*) y raíz fresca de convolaria (*Radix ophiopogonis*).

2) Té medicado: también conocido como "Daichayin" (infusión bebida en lugar de té). Es un polvo de una mezcla gruesa de medicamentos con té o sin té (alguna medicina herbal de suave preparación, en pequeñas porciones para hacer una decocción que puede usarse también sin machacarla). Medicamentos comestibles chinos tales como frutos y vegetales con frecuencia se usan como ingredientes de té medicado, mientras que los medicamentos crudos extremadamente amargos por lo general no se usan. Después de hacer una infusión con agua hirviente o al hacer una decocción en agua, se toma con frecuencia como té común. Por ejemplo, el Té de Jengibre y Azúcar que se usa para tratar el resfriado común del tipo relacionado con el viento, se hace a partir de jengibre fresco (*Rhizoma zingerberis recens*) y azúcar morena.

3) Bebida: una dosis líquida para terapia dietética, que por lo general se prepara mediante la decocción de preparaciones en agua durante un rato y luego colando el extracto de los residuos. Las preparaciones incluyen los medicamentos comestibles chinos solos, o medicamentos crudos. Debe tomarse como una bebida. Por ejemplo, la Bebida Combinada de Estigma de Elote es una de estas bebidas, que se usa para tratar la ascitis, debido a la cirrosis.

4) Vino medicado: una dosis líquida hecha combinando vino con medicamentos chinos. Puede hacerse mediante una infusión o mediante un brebaje. Los medicamentos usados por lo general se seleccionan también a partir de medicamentos comestibles chinos. Por ejemplo, el Espíritu del Ginseng, Geco y Cordyceps (Shen Ge Chongcao Jiu) es de este tipo, que se usa para tratar el asma bronquial en la etapa de remisión.

5) Decocción: este es el líquido que se prepara haciendo una decocción juntando los medicamentos comestibles chinos, medicamentos crudos y solventes (por lo general, se usa agua, a veces vino o miel), es decir la decocción de la dieta medicada. Por ejemplo, la Decocción de Raíz de Angélica China. Jengibre fresco y carne de cordero.

6) Gruel medicada: esto se prepara cocinando juntos los medicamentos o decocciones con arroz.

 MINUTOS DE EJERCICIO PARA LOS USUARIOS DE COMPUTADORA

Si se usan medicamentos comestibles chinos tales como bulbo de lirio (*Bulbus lilii*), semillas de lágrimas de Job (*Semen coicis*), longan aril (*Arillus longan*), Frijoles Rojos (*Semen phaseoli*), Jacinto Blanco (*Semen dolichoris album*) y los dátiles chinos (*Tyructus ziziphi jujubae*) pueden lavarse hasta que estén limpios y cocinarse juntos con arroz; si se usan otros medicamentos crudos, primero hazles una decocción en agua, cuela el líquido de los residuos, luego haz el gruel con el líquido y el arroz. El gruel también puede prepararse agregando primero el medicamento en polvo o la decocción hasta que casi se ha convertido en gruel; luego se cocina durante unos pocos segundos más.

7) Platillos cocinados: este es un grupo grande de alimentos de medicamentos de dieta, incluyendo variedades de platillos de carne y vegetales, que son curativos y que pueden usarse para el cuidado de la salud. La preparación se hace cocinando los ingredientes particulares de carne y vegetales con hierbas y condimentos. El método de cocinar puede ser de guisado, estofado, frito, hervido, fermentado, al vapor, salteado, asado, fricase, etcétera.

3.3. Dieta de rehabilitación

1) Las propiedades de rehabilitación del té

Los chinos han reconocido desde hace mucho tiempo las propiedades curativas del té tanto para la prevención como para la rehabilitación de algunas dificultades. El té es frío por naturaleza, de sabor amargo y dulce. Cuando se prepara correctamente, tiene la posibilidad de hacer que disminuya la fiebre, que se induzca la diuresis, que se aflojen las flemas, que se promueva la digestión, que se calme la sed y se regule la función del estómago. El té medicado es incluso más efectivo para promover la salud y el bienestar. Sin embargo, un consumo inadecuado de té puede ser dañino. Beber té antes de irse a dormir puede causar insomnio; el té que se hace la noche anterior puede afectar el bazo y el estómago; un té fuerte y concentrado no es bueno para los ancianos o para los pacientes que tiene enfermedades cardiacas coronarias.

2) Propiedades de rehabilitación del vino y de las bebidas alcohólicas

En la antigua China, las bebidas alcohólicas se consideran como medicinas y parece ser bastante seguro que, si se administran correctamente, tendrán un cierto efecto activo en el control de las enfermedades. La cantidad adecuada de una bebida

LAS BEBIDAS ESPECIALES PARA LOS USUARIOS DE COMPUTADORA

alcohólica es benéfica para la salud, mientras que el abuso o la adicción al vino demostrarán ser dañinos.

Hay numerosas recetas saludables además de las que se mencionan anteriormente, que tienen propiedades de curación, de prevención y de rehabilitación. Las recetas de bebidas incluidas en este libro tienen propiedades curativas que se relacionan directamente con las dolencias asociadas con el uso extenso de la computadora. El propósito de estas recetas al igual que todos los métodos de autoayuda que se describen en este libro, es arreglar el problema desde adentro, no desde afuera.

Las recetas de bebidas se deben probar a lo largo de un periodo y luego puede incluirse una selección de las recetas favoritas en la dieta cotidiana de una persona.

Recetas

JUGO DE GERMINADOS DE SOYA

Ingredientes:
Germinados de soya
Azúcar al gusto (diría 15 g de azúcar
para un 1kg de germinados de soya)

Método:
- El jugo de germinados de soya, y agrega azúcar al gusto.
- Guárdalo en el refrigerador, bebida fría.

Ayuda a superar:
- Presión arterial alta.
- Alta frecuencia para orinar.

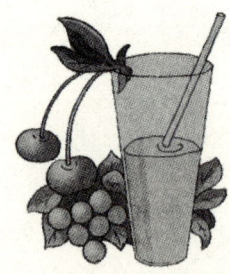

TÉ VERDE Y FLORES DE CRISANTEMO

Ingredientes:
3 g de té verde chino
3 g de flores secas de crisantemo
2 o 3 tazas de agua hirviendo (cada vez)

Método:
- Coloca las flores y el té verde en un vaso, agrega el agua hirviendo y desecha inmediatamente el agua (para lavar las hojas).
- Añade otro lote (2 o 3 tazas) de agua hirviendo.
- Bebe el té, pero deja 1/3 en la tetera y agrega otro lote (2 o 3 tazas) de agua hirviendo por si durante el día se requieren más tazas de té. Esto se puede hacer dos veces más antes de que las hojas de té se descarten.

Ayuda a superar:
Conjuntivitis u ojos rojos (un síntoma de Yin / Yang desequilibrio en el hígado, exceso de Yang).

Notas:
1. Se debe utilizar en la temporada actual del té verde (descarte después de 1 año de ser elegido). Té que es recogido al comienzo de la temporada (abril –en el hemisferio norte) es el mejor. La calidad disminuye a medida que avanza la temporada, especialmente después de Julio.
2. No guardes el té durante la noche (bébelo el mismo día que lo preparaste).

TÉ VERDE Y MIEL

Ingredientes:
5 g de té verde chino
30 g de miel
2 o 3 tazas de agua hirviendo (cada vez)

Método:
- Coloca las hojas de té en la tetera.
- Después de hervir el agua, deja que se enfríe a 90 °C, déjala reposar durante 2 minutos y luego añádela a la tetera.
- Agrega la miel a cada taza de té.

Toma 3 veces al día durante 15 días.

Bueno para:
- Mala visión, especialmente si es difícil de ver en la noche.
- Enfermedades bacteriológicas.
- Estreñimiento.

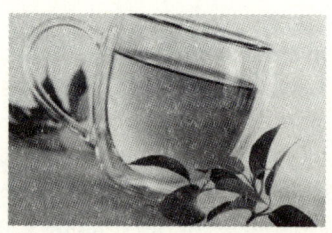

TÉ VERDE Y FLORES MADRESELVA

Ingredientes:
3 g de té verde chino
3 g de flores secas de madreselva
2 o 3 tazas de agua hirviendo (cada vez)

Método:
- Coloca las flores y el té verde en un vaso, agrega el agua hirviendo y desecha inmediatamente el agua (esto lava las hojas).
- Añade otro lote (2 o 3 tazas) de agua hirviendo.
- Bebe el té, pero deja 1/3 en la tetera y agrega otro lote
 (2 o 3 tazas) de agua hirviendo si durante el día se requieren más tazas de té. Esto se puede hacer dos veces más antes de que las hojas de té se desechen.

Ayuda a superar:
- Presión arterial alta.
- Enfermedades del corazón.
- Arteriosclerosis.
- Resfriados.
- Dolores de cabeza.

También es bueno para:
- Prevención de Cáncer.
- Enfriar el cuerpo.

BEBIDAS ROJAS Y BLANCAS

Ingredientes:
20 g (2 oz) de dátiles chinos rojos
7 piezas de fondos blancos y raíces de cebollas de primavera

Método:
- Coloca el dátil en 2 tazas de agua caliente, cubrir y remojar por 1 hora.
- Escurre y coloca los dátiles en un recipiente de 3 tazas
de agua limpia, llévalo a ebullición y cocina a fuego lento durante 30 minutos.
- Agrega los cebollines a los 20 minutos, y vuelve a hervir
y cocina a fuego lento los 10 minutos restantes.
- Deja que la mezcla se enfríe, pero bebe el líquido mientras aún está caliente.
- Come los dátiles, pero no los cebollines.

Ayuda a superar:
- Presión arterial alta.
- Opresión en el pecho.
- Dificultad para dormir bien.

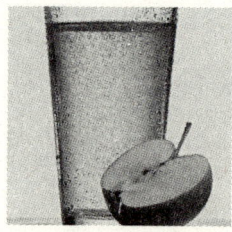

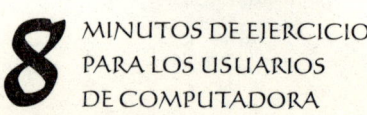

LAS BEBIDAS ESPECIALES PARA LOS
USUARIOS DE COMPUTADORA

JUGO DE TOMATE Y SANDÍA

Ingredientes:
2.500 g de sandía
200 g - 300 g de tomates
20 g (2 cucharaditas) de azúcar (para endulzar - opcional)
50 g de apio
(Mezcla estas proporciones)

Método:
- Retira las semillas de la sandía, rebana la parte de color de la sandía con un poco de la parte blanca.

Nota:
La parte blanca restante de la sandía se puede guardar, cocinar y comer, ya que tiene buenas propiedades medicinales para las dolencias de la diabetes y el riñón.

- Remueve la parte superior e inferior de los tomates.
- Corta en cubos.
- Combina la sandía con el tomate y extrae el jugo con un paño de muselina o un extractor de jugo.
- Guarda el jugo en el refrigerador.

Ayuda a superar:
- Enfermedad coronaria e hipertensión.
- Dificultad para orinar.

BEBIDA DE PIEL DE MANÍ

Ingredientes:
100 g de maní descascarado
50 g dátiles rojos chinos
20 g (2 cucharaditas) de azúcar morena
(para endulzar - opcional)

Método:
- Remoja el maní en agua caliente (no hirviendo) durante 30 minutos.
- Drena la cáscara de los cacahuetes.
- Lava los dátiles rojos chinos.
- Mezcla la piel del maní con los dátiles en 5 tazas de agua.
- Hierve y cocina a fuego lento durante 30 minutos.
- Bebe con 2 cucharaditas de azúcar por taza, toma 3 tazas al día y come los dátiles.

Propiedades:
- Tónico ideal para la salud.
- Repone la sangre.

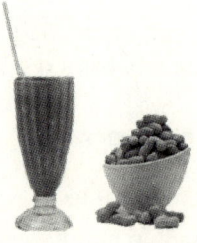

TÉ DE MANTEQUILLA

Ingredientes:
5 cucharaditas de té rojo fuerte.
150 g de mantequilla
1 taza de leche
2 litros de agua
5 g de sal

Esta receta de té proviene de Mongolia, donde tienden a utilizar pastas de té en lugar de hojas, como es común en el sur de China.

Método:
- Hierve el agua del té en una tetera, agrega las hojas
  y cocina a fuego lento durante 3 minutos.
- Mezcla la sal, 100 g de mantequilla, además de la leche en una tetera grande hasta que esté suave y luego agrega el té caliente.
- Agrega el resto de 50 g de mantequilla.

Bébelo caliente - sirve para 6 u 8 personas.

Propiedades:
- Excelente para la piel.
- Ayuda a sentirte renovado.
- Muy nutritivo y da fortalecimiento.

GINSENG DE VINO

Ingredientes:
2 o 5 litros de vino blanco chino (coñac, whisky, u otros vinos no fortificados en uva también están bien).
50 - 100 g (1 pieza) de la planta de ginseng.

Método:
- Coloca el ginseng en el vino y deja reposar cuando menos durante 3 semanas.

Bebe una pequeña cantidad (25 ml) con regularidad (dos o tres veces por semana).

Bueno para:
- Nutre los cinco órganos.
- Repone sangre.

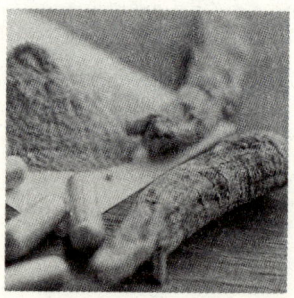

LAS BEBIDAS ESPECIALES PARA LOS USUARIOS DE COMPUTADORA

BEBIDA DE NUEZ Y ALMENDRA DULCE

Ingredientes:
120 g de nuez
120 g dátiles rojos chinos
30 g de almendras chinas
100 g de miel
1 litro de vino blanco chino

Método:
- Mezcla y tritura los ingredientes secos y añade el vino.
- Agrega la miel a la mezcla del vino y agita bien para mezclar.
- Tapa y guarda en un lugar fresco y oscuro (sin que le de la luz del sol) durante 10 días.

Bebe una cantidad pequeña, 15 a 25 ml por día, antes de acostarte o al levantarte (no lo tomes con alimentos, se necesita el estómago vacío).
Dos porciones para hombres y uno para las mujeres.

Bueno para:
- Riñón.
- Pulmones.
- Previene que el cabello se vuelva canoso.
- Piel (mantenerla suave con el color).

MEZCLA PARA LA TOS

Ingredientes:
10 g de té (2 bolsitas de té)
10 g jengibre (no demasiado fresco, puede ser un poco viejo)
2 tazas de agua
15 g azúcar morena

Método:
- Rebana el jengibre.
- Hierve el agua, agrega el té, el jengibre y la azúcar morena y cocina a fuego lento durante 5 minutos.
- Bebe después de comer.

Bueno para:
- Resfriados y para la aliviar la tos.
- Te calienta si sientes frío.

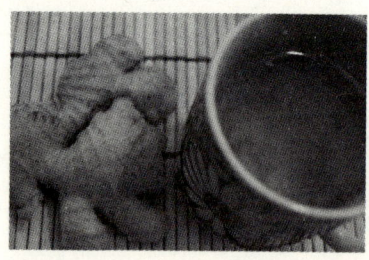

LAS BEBIDAS ESPECIALES PARA LOS USUARIOS DE COMPUTADORA

ALMENDRAS Y TÉ DEL CRISANTEMO

Ingrediente:
3g almendras
3 g flores secas del crisantemo
5 g té
3 tazas de agua
azúcar al gusto

Método:
- Pon las almendras, el crisantemo y el té en 1 1/2 tazas de agua hirviendo y cocina a fuego lento durante 15 minutos.
- Escurre y guarda el líquido, y reemplaza con otro 1 1/2 tazas de agua fresca, hierve el agua y cocina a fuego lento durante 15 minutos.
- Agrega el líquido guardado.

Bebe y añade el azúcar normal a tu gusto. No lo conserves por más de un día.

Ayuda a superar:
- Dolores de cabeza.
- Tos y resfriados.
- Enrojecimiento de los ojos.
- Arroja las flemas y dificultades para respirar.
- Presión arterial alta.

TÉ DE CAQUI

Ingredientes:
500 g caquis frescos
30 g azúcar

Métodos:
- Pela los caquis y remoja en agua fría durante 3 minutos.
- Añade el azúcar al jugo de los caquis.

Bébelo a tu propia discreción.

Bueno para:
- Te mantiene fresco.
- Alivia la tos.
- Problemas pulmonares y cardiacos.
- Alivio de la incomodidad causada por comer en exceso.
- Llagas en los labios y úlceras en la boca.
- Estreñimiento.

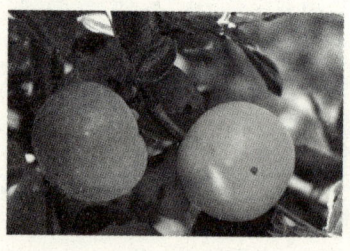

TÉ DE CASCARA DE NARANJA

Ingredientes:
2 bolsas de té (de 4 a 6 cucharaditas)
10 g cáscara seca de naranja o mandarina (hornea la cáscara fresca en el horno para secar o déjala expuesta al sol)

Método:
- Añade el té y la piel al agua, hierve a fuego lento durante 6 minutos.

Un buen trago al día durante la tarde, después del almuerzo.

Bueno para:
- Alivia la tos.
- Afloja las flemas.
- Aumenta el apetito para las personas que les es difícil comer.

RÁBANO Y TÉ DE JENGIBRE

Ingredientes:
100 g de rábano blanco (largo)
5 g té
6 g jengibre

Métodos:
- Rebana finamente o desmenuza el rábano y el jengibre.
- Hierve el agua, añade las hojas de té y cocina a fuego lento durante 2 minutos.
- Añade el jengibre y el rábano, cocina a fuego lento durante 5 minutos.

Tómalo dos veces al día, pero no lo conserves por más de un día. Recalienta y bébelo caliente en vez de beberlo frío.

Bueno para:
- Aliviar asma.
- Aflojamiento de flemas especialmente para los fumadores.
- Una bebida de invierno.

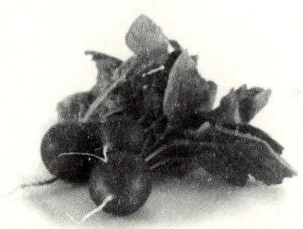

LAS BEBIDAS ESPECIALES PARA LOS
USUARIOS DE COMPUTADORA

TÉ DE HUEVO

Ingredientes:
15 g de té verde
3 vasos de agua
2 huevos.

Método:
- Pon los huevos en agua fría, y hierve hasta que estén duros y quítales la cáscara.
- Añade el té verde a 3 tazas de agua fría, hierve y baja el fuego a fuego lento.
- Coloca los huevos en el té, y cocina a fuego lento durante 2 minutos.

Come los huevos y bebe el té.

Bueno para:
- Alivia la tos.
- Alivia el asma.

BEDIDA DE PERA

Ingredientes:
500 g de peras Nashi
1 litro de vino de arroz chino

Método:
- Pela las peras, remueve el corazón y córtalo en cubos.
- Coloca en una jarra de vino, tapa y deja durante 10 días, pero dale al contenedor una buena sacudida cada 2 días.

Bueno para:
- Alivia la tos.
- Afloja la flema.
- Alivia la sequedad de la garganta y los pulmones.

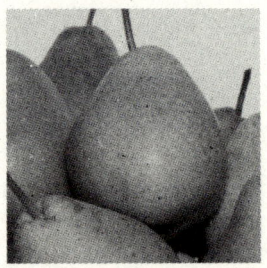

BEBIDA DE NOGAL

Ingredientes:
50 g de nueces
500 ml de vino de arroz chino

Método:
- Lava las nueces y luego ponlas en el recipiente de vino.
- Vuelve a colocar la tapa del recipiente y deja durante 10 días, pero al contenedor dale una buena sacudida cada 2 días.

Bueno para:
- Los riñones, especialmente si los pies se sienten suaves
  y te sientes fuera de balance.
- Alivia la tos.
- Estreñimiento.
- Combate contra la impotencia.

VINO DE SÉSAMO Y NUEZ

Ingredientes:
25 g de semillas de sésamo
25 g de nueces
500 ml de vino de arroz chino

Método:
- Lava las nueces y combínalas con las semillas de sésamo y colócalas en el recipiente de vino.
- Vuelve a colocar la tapa del recipiente y deja durante 14 días, pero dale una buena sacudida cada 2 días.

Bueno para:
- Sangre delgada.
- Alivia la tos.
- Reforzamiento de la zona rectal

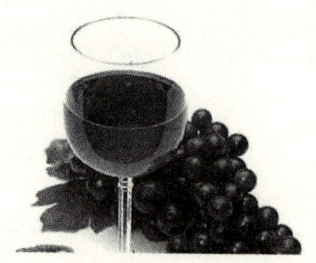

TÉ DE JENGIBRE Y AZÚCAR MORENA

Ingrediente:
250 g de jengibre viejo

Método:
- Pica el jengibre y luego retira el jugo por aplastamiento o prensado.
- Hierve el jugo de jengibre durante 3 minutos.
- Agrega el azúcar morena y luego cocina al vapor.
- Mezcla y se verá como la miel.

Toma un poco (1 o 2 cucharaditas) de la mezcla dos veces al día durante 4 días.

Bueno para:
- Dolor de estómago o acidez estomacal.
- Manos y pies fríos.

LAS FORMAS SECRETAS PARA TENER UNA BUENA SALUD

Introducción

Un buen estilo de vida saludable incluye una buena dieta y unos buenos hábitos de alimentación, hábitos saludables para dormir y ejercicios internos (Qi Gong) así como ejercicios externos. Esto evita los principales problemas de salud.

No hay nada malo en trabajar duro, siempre y cuando el cuerpo reciba una nutrición adecuada, suficiente sueño y relajación para que el cuerpo se recupere. La preocupación trae estrés en el cuerpo y es una de las principales causas de enfermedad.

Se recomiendan ocho horas de sueño por la noche y media hora más de durante el día. A medida que se avanza en la edad mediana y a la ancianidad, se requieren menos horas de sueño por la noche, pero es esencial tener una siesta durante el día.

Hay muchas maneras de mantener una buena salud que van más allá de una buena dieta y ejercicio, y a continuación hay unas cuantas formas que pueden practicarse para beneficiar la salud de una buena persona.

Las formas secretas

Frota tus manos:

Frotar tus manos atrae energía externa a las manos a través del Baihui en la parte superior de la cabeza al Laogong en las manos y es una parte importante del inicio de la mayoría de los ejercicios que se relacionan con las manos.

1. Enfermedades de Corazón

1.1 Los tres medios minutos

La mayor causa de muerte súbita entre los 40 y los 70 años de edad se debe a la angina o un paro cardiaco (infarto) causados por un sobreesfuerzo del corazón. El corazón funciona internamente en picos y periodos de baja actividad independientemente de la actividad exterior. La actividad de picos internos ocurre entre las 6 am y las 11 y entre las 11pm y medianoche.

Las personas menores de 40 años que son inactivas también son susceptibles a este problema y pueden empeorar después de los 40 años, incluso durante las horas en que el corazón está internamente calmado.

LAS FORMAS SECRETAS PARA TENER UNA BUENA SALUD

Para ayudar a prevenir la muerte súbita o un infarto, se recomienda el siguiente ejercicio; es simple y se llama "Los tres medios minutos".

1er medio minuto
Al despertar, recuéstate en la cama durante 30 segundos.
2do medio minuto
Incorpórate en la cama durante 30 segundos.
3er medio minuto
Siéntate en la cama con los pies en el suelo durante 30 segundos.

Luego camina lentamente para proseguir con normalidad antes de alcanzar la máxima velocidad.

Como corolario de esto, no debes beber demasiado antes de ir a la cama de modo que no sea necesario saltar de la cama al despertar para correr al baño.

1.2 Prevención y el alivio de dolencias en el corazón

1.2.1 Levanta los puños y los dedos de los pies
- Siéntate y deja que tus brazos cuelguen de forma relajada en cada lado de tu cuerpo y pon las plantas y los talones de los pies en el suelo.

- Levanta los antebrazos de manera horizontal hacia el frente y al mismo tiempo gira las palmas hacia arriba y ciérralas para formar puños vacíos para el momento en el que lleguen a la horizontal.
- Levanta tus puños a la altura de los hombros, y al mismo tiempo, alza las plantas y los dedos de los pies (pero deja los talones en el suelo).
- Baja tus puños hacia atrás de nuevo y coloca las plantas y dedos de los pies en el suelo.

Haz esto un total de 50 veces para empezar y luego aumenta a unas 100 veces y deberías ser capaz de hacerlo en 3 minutos.

1.2.2 Inhalar vapores de vinagre de arroz
- Calienta 2 cucharadas de vinagre de arroz e inhala profundamente los vapores. Esto debería hacer que tosas o estornudes. Si no, continúa inhalando profundamente por la nariz y oblígate a toser. Esto libera la respiración y alivia cualquier dolor en la zona del pecho.

Véase también 5. Meditación del dedo

2. Ejercicios para los ojos

Los ojos necesitan suficiente vitamina C para mantenerse sanos. Uno parpadea unas 10,000 veces al día y cada parpadeo utiliza agua de la vitamina C para lavar los ojos. El té verde es una excelente fuente de vitamina C (1 taza equivale a 3 naranjas). Los siguientes ejercicios están diseñados para promover una buena salud en los ojos. Los ejercicios de movimiento para los ojos son buenos para el hígado.

2.1 Relaja los ojos

- Después de trabajar una hora en la computadora, permanece sentado en tu silla, pero aléjate de tu escritorio y siente una sensación de relajación.
- Inhala y exhala profundamente mientras haces este ejercicio con la cabeza mirando hacia al frente y tus ojos se concentran en un punto en la infinita distancia.
- Sin mover la cabeza mira hacia la esquina superior izquierda y cuenta hasta 10.
- Con los ojos, mira hacia a la esquina superior derecha y cuenta hasta 10.
- Relaja tus ojos (y vuelve a mirar hacia delante), ciérralos y cuenta hasta 30 a medida que continúas respirando profundamente.

Si todavía no te sientes relajado, repite el ejercicio.

2.2 Masajea tus ojos

- Frota tus manos 66 veces.
- Abre bien los ojos y al mismo tiempo mantenlos abiertos, mientras los cubres con tus manos sin empujarles demasiado contra tus ojos. Verás negro y aunque sientas una leve molestia en los ojos, debería haber una ligera tendencia a parpadear.
- Permanece en esta posición durante 30 segundos.

Repítelo más veces si es necesario.

3. Ejercicios para la cara y el cuero cabelludo

La pérdida de cabello y los problemas de visión a una temprana edad son síntomas de problemas renales y de presión arterial alta, pero también es una parte integral del proceso de envejecimiento. Por el contrario, las personas mayores que se ven jóvenes con frecuencia son aptas y saludables.
Los ejercicios para la cara y el cuero cabelludo ayudan a impedir la caída del cabello y ayudan a mantener un aspecto joven y saludable. También ayuda con problemas de visión y presión arterial alta.

3.1 Arruga y amplia la cara

Cuando estás sentado o parado:

- Arruga la cara tratando de apretar tu nariz y frunce tu ceño, luego estira tu cara tratando de ampliar la nariz y el ceño. Haz esto 3 veces.
- Utiliza tus manos para jalar hacia abajo tu frente y la nariz, y luego jala la barbilla, la nariz y la frente hacia arriba. Haz esto 3 veces.
- Usa tus dedos para masajear todo el cuero cabelludo.

Acuéstate de modo que tu cabeza esté más bajo que tu cuerpo y repítelo.

3.2 Lavado de cabello

Cuando cocines fideos, guarda el agua y una vez que se haya enfriado, úsala como champú. Esto junto con un masaje en el cuero cabelludo ayuda a restaurar el cabello y a mantenerlo brillante.

3.3 Manos ligeras y suaves

Remoja 2 o 3 ciruelas en un vaso de licor fuerte por un par de horas. Usa (y reutiliza) el líquido para lavarte las manos. Esto evita que tus manos se arruguen.

4. Dolor en los hombros y las articulaciones de los brazos

Esta es una dolencia no sólo de las personas que utilizan la computadora excesivamente, sino también de las personas mayores de 50 años.

4.1 Remedio de cataplasma

Remueve la piel y las pepitas de 2 ciruelas, mézclalas en puré junto con 1 cucharadita de sal. Coloca la mezcla en papel vegetal y aplica el puré de cataplasma al área adolorida. Envuelve toda el área con una toalla y déjatela puesta por medio día. Es una buena idea aplicar la cataplasma del puré después de una ducha o baño. También puedes usar el jengibre y el taro o el jengibre y el rábano en lugar de las ciruelas.

5. Meditación del dedo

Este es un método para conducir el Qi y aumentar el poder mental, así como también ofrecer métodos de autocuración a diferentes enfermedades. Véase el punto 5.11 para la ubicación de cada punto para masajear.

5.1 Prevención y alivio para las dolencias del corazón

- Masajee el dedo medio de la mano izquierda (la parte posterior y la palma de la mano, no en cada lado) con el pulgar y lateral del primer dedo de la mano derecha desde la punta hasta el laogong (alrededor de la zona de los nudillos).

5.2 Perder peso (gira los dedos)

- Relájate y respira suavemente.
- Lleva las manos delante del pecho y toca ligeramente la punta de los dedos y el pulgar. Es más fácil hacer este ejercicio al sentarse en una mesa y colocar los codos sobre la mesa.
- Al igual que con los ejercicios de los dedos, se requiere una gran concentración para mandar los dedos y hacer que obedezcan.
- El procedimiento es el siguiente:
Paso 1: Relájate mientras juntas las yemas de los dedos.
Paso 2: Piensa en que los dedos se separan y que deben permanecer juntos, y separa los dedos apropiados.

Paso 3: Decide sobre la dirección de rotación y luego gira.

Paso 4: Permanece relajado del todo.

a) Gira los dedos meñiques (4to) el uno cerca del otro sin tocarse o sin tocar los otros dedos y sin mover los otros dedos y los pulgares. Gira primero en una dirección para alejarlos del cuerpo 6 veces y luego para acercarlos hacia el cuerpo 6 veces. Lentamente al principio y luego acelera, si cometes un error, vuelve a empezar.

b) Repite con los 3ros dedos.

c) Repite con los 2dos y 4tos dedos.

d) Repite con los 1ros y 3ros dedos.

Los jóvenes deben dedicar 10 minutos a cada periodo de sesiones, tres sesiones por día.

Los adultos deben dedicar de 15 a 20 minutos por sesión, tres sesiones por día.

No hagas el ejercicio cuando estés cansado y pienses en cómo estás haciendo el ejercicio, mientras lo haces.

Debe de haber una pérdida de 250 gramos por semana.

5.3 Prevenir o detener la ira (girar los pulgares)

- Este ejercicio también es bueno para prevenir ataques al corazón.

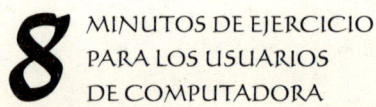

- Mueve la lengua durante este movimiento, pero asegúrate de que los otros dedos permanezcan quietos.
  a) Junta la yema del dedo pulgar como en el ejercicio 5.2 y luego gira las manos hacia las palmas y hacia adelante.
  b) Gira los pulgares uno cerca del otro, 6 veces en cada dirección. Esto permite que la ira disminuya y no se acumule.
  c) Repite con los 2dos dedos. Esto proporciona equilibrio psicológico.
  d) Mejora tu memoria con sólo girar el pulgar/ dedo de la mano izquierda únicamente.

5.4 Problemas del hígado (entrelazar los 1ros dedos)

La función principal del hígado es la transformación metabólica de los nutrientes. También segrega bilis, almacena glucógeno y desintoxica ciertos venenos. La función hepática se mejora por el siguiente ejercicio:

- Primero entrelaza los 1ros dedos y tira rápidamente el uno contra el otro mientras inhalas.
- Relájate mientras exhalas.

- La exhalación debe ser más pesada que la inhalación.
- Haz esto 36 veces.

5.5 La tos y el resfriado común (masajea el 3er dedo)

Utiliza el pulgar derecho y el lado derecho del 1er dedo (colócalo justo debajo de la uña del 3er dedo de la mano izquierda) para masajear desde este punto de acupuntura hasta la parte inferior del dedo, utiliza una pluma que pase en sentido trasversal por el 3er dedo y por debajo del 1er dedo de la mano derecha.

5.6 Dolor estomacal

5.6.1 Dolor de estómago y malestar estomacal
(golpetea los dedos de los pies)

- Mantén ambas manos enfrente con las palmas dirigidas fuera del cuerpo y los dedos de cada mano juntos con los pulgares relajados y apartados del 1er dedo.
- Dobla los pulgares hacia delante y haz esto 66 veces. Repite el procedimiento para el 1er dedo y luego el 4to dedo, no muevas los otros dedos.
- Al mismo tiempo, golpetea el dedo gordo del pie y el 1er dedo de ambos pies.

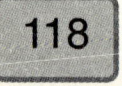

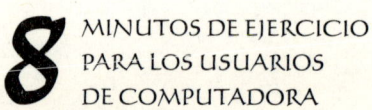

5.6.2 Dolor fuerte de estómago (tira de los pulgares)

- Entrelaza y tira de los dedos pulgares 36 veces.
- Masajea 36 veces cada pulgar justo por debajo de su uña y tira otras 36 veces. Utiliza una pluma si consideras que la presión es insuficiente.
- Masajear 100 veces en lugar de 36 veces, es mejor y ofrece más beneficios.

5.7 Diabetes (camina hacia atrás)

- Camina 1,000 pasos hacia atrás, ya sea en línea recta o en círculo. Los dedos del pie se colocan primero en el suelo y luego el talón.
- Masaje del Youngquan (centro de la planta del pie) hacia los dedos del pie o en dirección contraria. Esto se hace sentado en una silla o en el suelo. La mano derecha masajea el pie izquierdo y viceversa.
- Realiza uno de los ejercicios para los dedos de la serie H (pp.62–65) con la mano izquierda.

5.8 Dolor de cabeza

(Véase el diagrama 5.11.5, p.128)

5.8.1 dolor de cabeza en la parte delantera (masaje Shigeng)

- Masaje del Shigeng con el 1er dedo (el pulgar está abajo) o la punta del pulgar. Si la uña del pulgar es demasiado larga, usa una pluma bajo el pulgar.

5.8.2 Dolor de cabeza en cualquiera de los lados (masaje Huangeng)

- Como el 5.8.1 pero masajea el Huangeng.

5.8.3 Dolor de cabeza en la parte superior (masaje Xiaogeng)

- Como el 5.8.1 pero masajea el Xiaogeng.

5.8.4 Rigidez en el cuello por dormir (masajea la parte superior del Laogong)

- Masajea la parte superior del Laogong mientras giras la cabeza. Mantén la respiración relajada.

5.9 Manos y pies fríos (cruza los dedos)

- Cruza los dedos de ambas manos con fuerza, excepto los pulgares (mantenlos separados).
- Tira de los codos para tratar de separar, pero mantén los 8 dedos bien unidos mientras tiras y luego te relajas.
- Repite un total de 36 veces.

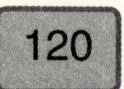

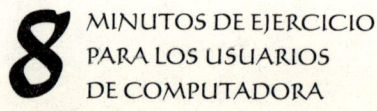

5.10 Sangrado por la nariz (tira de los dedos medios)

- Tira del 2do dedo por un segundo y luego relájate.
- Haz esto 36 veces.
- Relaja los brazos hacia los lados.
- Levanta los brazos por encima y a cada lado de la cabeza, con las palmas hacia el frente.

5.11 Acupuntura (presión) puntos

Los siguientes diagramas señalan los principales puntos de presión en todo el cuerpo y cada punto se asocia con los diferentes órganos en el cuerpo y también con las enfermedades comunes que pueden ocurrir en el sistema humano. Se utilizan los nombres chinos Yin Pin, ya que en su mayoría no tienen un equivalente en español.

Los puntos se resumen en las siguientes páginas:

5.11.1 La parte superior y frontal de la cabeza

BAIHUI
Parálisis de un lado del cuerpo, dolor de cabeza, mareos.

YANGBAI
Dolor de cabeza, mareos, parpadeo de los ojos.

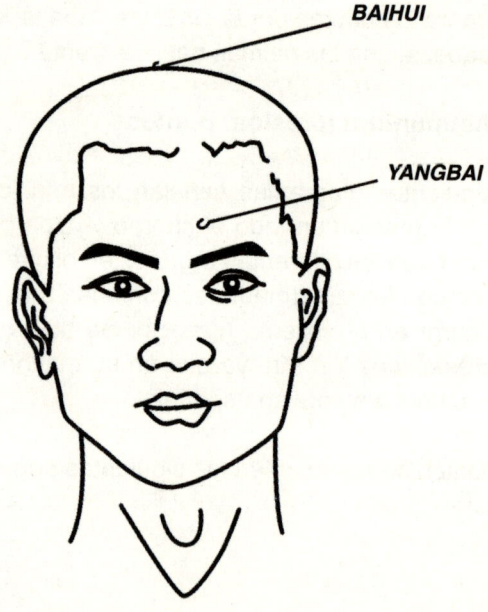

5.11.2 Nuca y el lado de la cabeza, parte superior del hombro

FENGCHI
Migrañas, mareos, rigidez en el cuello, apoplejía (pérdida de conciencia).

FENGFU
Dolor de cabeza, apoplejía (pérdida de conciencia).

TIANZHU
Dolor de cabeza, rigidez en la nuca, obstrucción nasal, dolor en hombros y espalda.

JIANGJING
Rigidez o dolor en la nuca, dolor de espalda o de columna vertebral, dificultad para levantar los brazos, colapso nervioso.

DAZHUI
Dolor de muelas, dolor de cabeza, rigidez en la nuca, la sensación de arrastrar la espalda y los brazos, distensión pulmonar.

FENGMEN
Resfriado común, tos, rigidez en la nuca, dolor en los hombros y espalda.

JIANGYU
Dolor de hombros y de espalda, problemas con las articulaciones del hombro, parálisis en un lado del cuerpo.

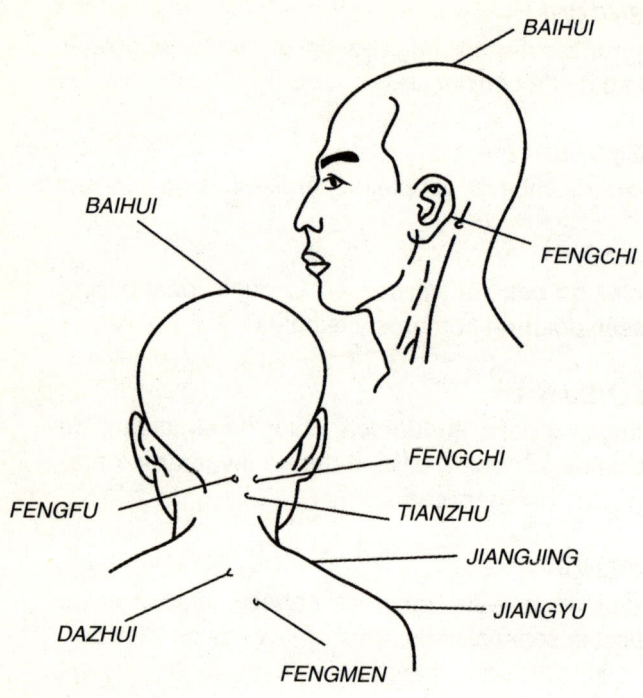

5.11.3 Brazos y manos (parte delantera)

QINGLING
Dolor de codo, el codo artrítico.

CHIZE
Tos, tos con sangre, asma, derrame cerebral.

QUZE
Codo adolorido.

SHAOHAI
Dolor de cabeza, mareos, dolor en la parte posterior de la cabeza y cuello, agitación del codo o la mano.

DALING
Enfermedades del corazón.

SHENMEN
Enfermedades del corazón, falta de sueño, dolor de cabeza, mareos.

YUJI
Dolores de cabeza, dolor de muelas.

LAOGONG
Laogong.

SHAOSHANG
Pérdida de la voz.

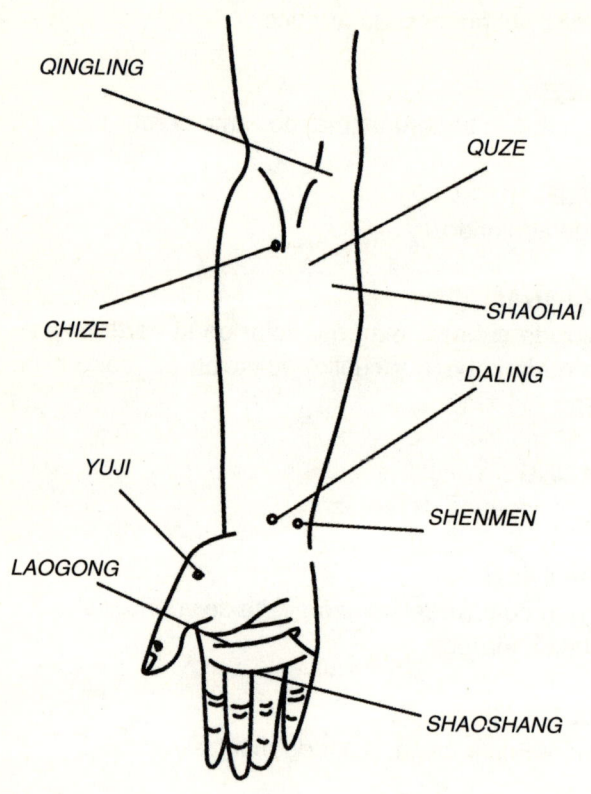

5.11.4 Brazos y manos (dorso)

SHANGYANG
Entumecimiento o dolor en las manos, hemorragia cerebral.

ZHONGKUI
Dolor o inflamación de los dedos artríticos (incapaz de enderezar).

HEGU
Dolor de cabeza, tos o resfriado, derrame cerebral, laringitis, menopausia, escasez de suministro de sangre.

QUCHI
Dolor de codo, brazo adolorido.

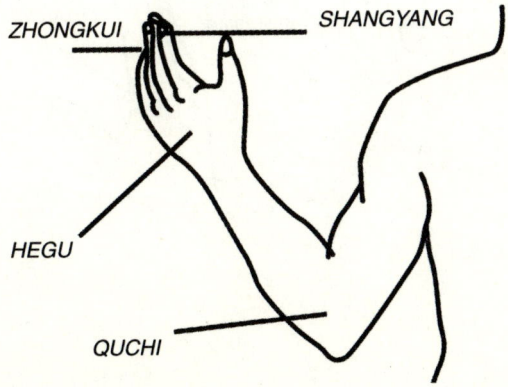

5.11.5 Dedos (véase 5.8)

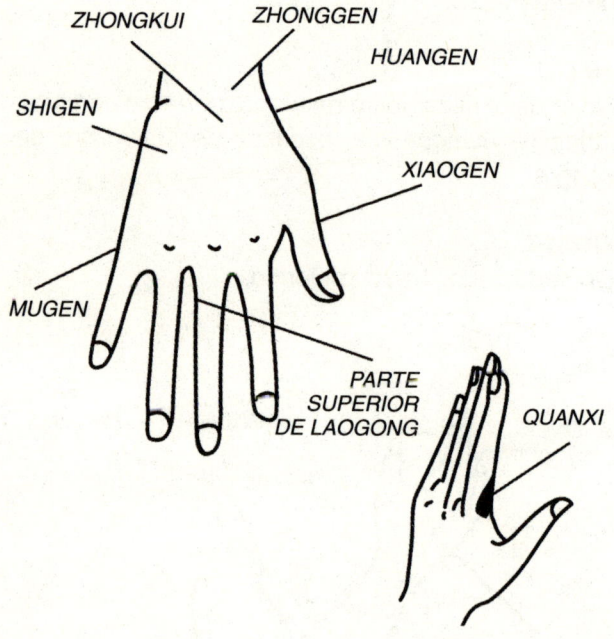

5.11.6 Parte delantera del cuerpo

YUNMEN
Tos, asma, dolor en el pecho, dolor de hombros y espalda, irritación o sensación de fiebre en el pecho.

ZHONGFU
Tos, dolor en el pecho, dolor de hombros y espalda.

SHANZHONG
Asma, tos, malestar en el pecho, palpitaciones.

ZHONGWAN
Dolor de estómago, distensión abdominal, vómitos por la
anorexia, dolor de cabeza, insomnio.

SHENQUE
Dolor abdominal, diarrea, estreñimiento.

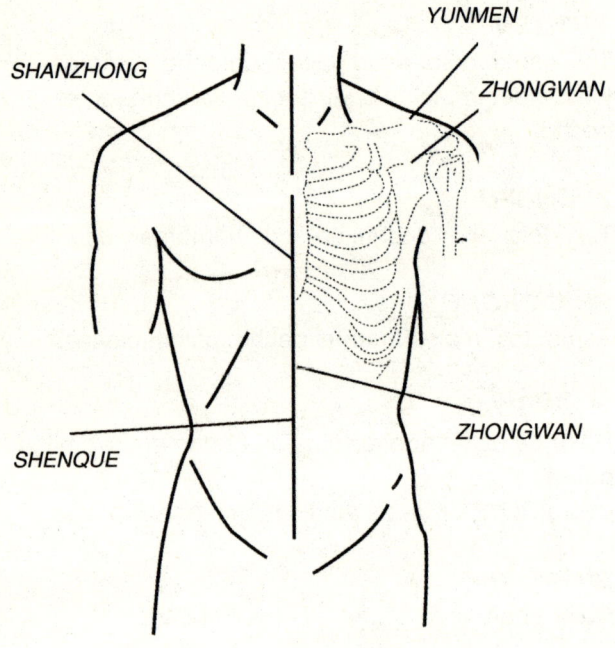

5.11.7 Parte trasera del cuerpo

DAZHUI
Dolor de cabeza, dolor de muelas, tendencia a vomitar.

PIYU
Lesiones internas, tendencia a vomitar.

SHENYU
Deficiencia del riñón, lumbago, impotencia.

MINGMEN
Lumbago y dolor de espalda, lumbago, debido a las enfermedades consuntivas, sordera, tinitus, diarrea, enuresis.

YAOYANGGUAN
Lumbago y dolor de espalda, flacidez o parálisis de las extremidades inferiores.

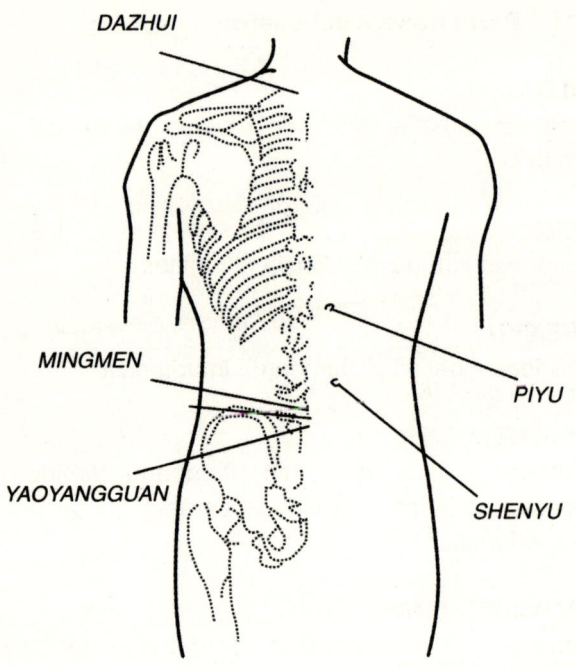

5.11.8 Parte exterior de la pierna

HUANTIAO
Dolor en la pierna y en la cintura, ciática, derrame cerebral o parálisis cerebral.

FENGSHI
Toda la pierna entumecida o paralizada.

YANGLINGQUAN

ZUSANLI
El beriberi, parálisis en el cuerpo, pie de atleta, dolor del cuerpo en general.

GUANGMING
Problemas en la columna vertebral, problemas mentales, dolor en la pierna o por debajo de las rodillas.

XUANZHONG
Derrame cerebral, problemas con los huesos.

YANGFU
Dolor de espalda, piernas adoloridas.

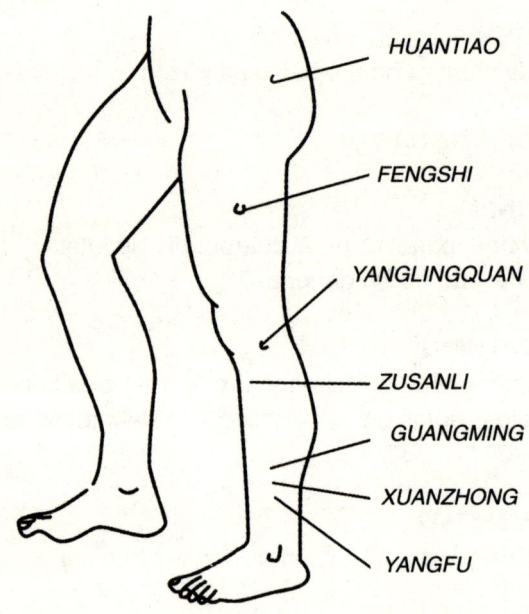

5.11.9 La pierna interior

QIMEN
Dolor en las piernas, problemas en los genitales.

XIEHAI
Enfermedad de la sangre.

YANGLINGQUAN

DIJI
Estómago, intestinos o dolor en el colon, dolor en la pierna inferior.

LAOGU
Dolor en la pierna baja, dolor en la columna entera.

SANYINJAO
Comer en exceso, indigestión, enfermedades de transmisión sexual.

TAIXI / ZHAOHAI
La parálisis en los brazos y las piernas.

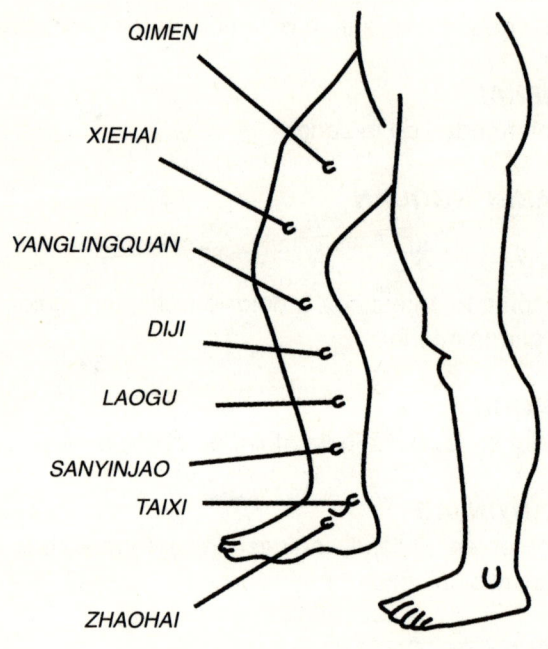

5.11.10 Parte posterior de la pierna

CHENGFU
Dolor de muslo y cadera.

YINMEN
Dolor de espalda, piernas y caderas.

FUBU
Artritis en las rodillas, estreñimiento.

WEIZHONG
Dolor de espalda y piernas.

WEIYANG
Dolor en las rodillas.

SHENMAI
Relaja toda la pierna, sacude la mano, convulsiones o espasmos.

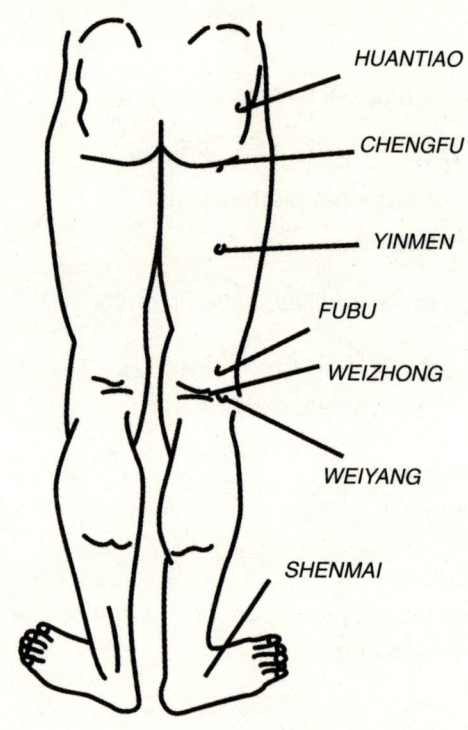

5.11.9 Parte frontal de la pierna y del pie

YINSHI
Diabetes, pierna adolorida.

LIANGQIU / HEDING
Dolor y rodillas paralizadas.

ZUSANLI
(Véase 5.11.8)

FENGLONG
Piernas adoloridas, paralizada o que se sacuden.

YONGQUAN
Para todas las dolencias.

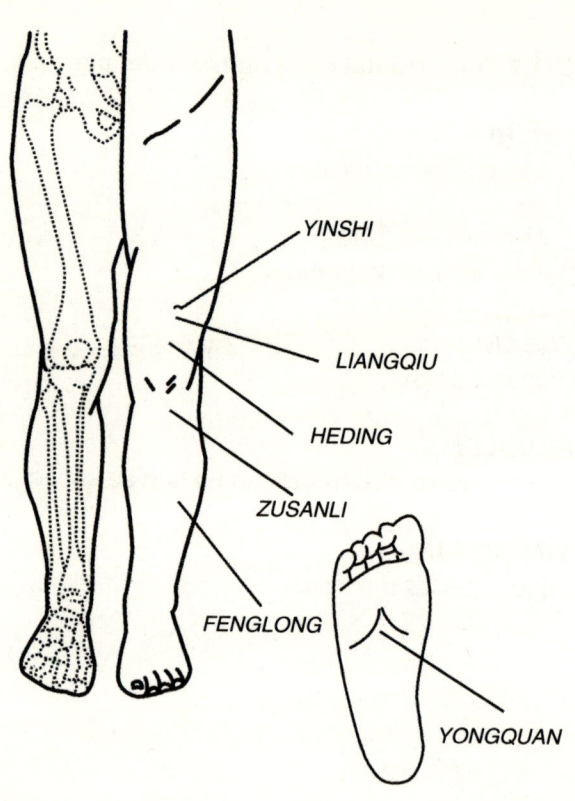

6. Los ejercicios de la mano que golpea

Los Ejercicios de la Mano que Golpea se han desarrollado como un método de autoayuda para limpiar los canales y canales colaterales, para permitir que el Qi fluya sin impedimento. Esto promueve la curación y la prevención de enfermedades. En China los ejercicios con frecuencia los practican grupos de personas, después de la merienda y en el tiempo para la música.

Notas:
- El golpeo durante cada serie de ejercicios debe hacerse durante más de 100 veces de manera que las vibraciones del golpeo penetren en forma efectiva.
- La palma abierta o el puño vacío pueden usarse para golpear pero esto depende normalmente del área que se esté golpeando. Golpea con firmeza, no de manera demasiado ligera, pero no tan duro que el golpeo produzca bastante dolor. Si el golpeo con el puño es un poco doloroso, prueba usar la palma abierta.
- Relaja la parte que se está golpeando tanto como sea posible.
- Comienza cada serie de golpeteo con 6 palmadas (palma con palma o P-P).
- Realiza todos los nueve ejercicios como calentamiento y luego selecciona los ejercicios con los que te sientas más cómodo.

- Cuando el dolor persiste en una área en particular, repite el ejercicio para esa área.
- Véase el punto 5.11 PUNTOS DE LA ACUPUNTURA – p. 121 para identificar la posición de cada punto que hay que golpear.

6.1 Golpear el Laogong (mano)
- P-P y luego deja que la mano derecha cuelgue relajada.
- Golpea con el puño izquierdo en el dorso de la mano derecha en la posición del Laogong 36 veces.
- Cambia de manos y repítelo.

Es bueno para: los pulmones, el corazón, el cerebro, el intestino delgado y el área rectal.

6.2 Golpea el área del Quchi y del Quze (codo)

- P-P y luego deja que la mano derecha cuelgue completamente relajada.
- Gira el brazo de manera que el punto del codo se dirija hacia el frente y golpea el lado exterior del codo derecho con el puño izquierdo 36 veces.
- Cambia de manos y repítelo.
- P-P y luego deja que la mano derecha cuelgue completamente relajada.

- Gira el codo de manera que la parte interior del codo de hacia el frente y golpea la parte interna del codo derecho con el puño izquierdo 36 veces.
- Cambia de manos y repítelo.

Es bueno para: el corazón, la presión sanguínea anormal, el estómago, el cuello, los nudos linfáticos.

6.3 Golpea el Jianjing (la nuca) y el Jianyu (punto del hombro)

Es mejor hacer este ejercicio con un compañero.

- P-P y luego relaja el hombro derecho.
- Golpea la parte derecha de la nuca con firmeza (de manera que el golpe pueda sentirse en el interior de la nuca) con el puño izquierdo 36 veces.
- Cambia de manos y repítelo.
- P-P y luego relaja el hombro derecho.
- Golpea el punto del hombro derecho con el puño izquierdo 36 veces.
- Cambia de manos y repítelo.

Es bueno para: Aliviar la artritis en los hombros, aliviar el dolor de hombros, fortalecer los brazos y hombros débiles, aliviar las coyunturas adoloridas de los hombros, prevenir un derrame cerebral, estimular el suministro de leche y curar las infecciones de los pechos en las madres lactantes.

6.4 Golpea el Zhongfu y el Yunmen (el omóplato)

- P-P y relaja el hombro derecho.
- Golpea justo por debajo de la clavícula derecha (Zhongfu) con el puño izquierdo 36 veces.
- Cambia de manos y repítelo.
- P-P y relaja el hombro derecho.
- Golpea justo por debajo de la clavícula derecha (Yunmen) con el puño izquierdo 36 veces.
- Cambia de manos y repítelo.

Es bueno para: tos, asma, opresión en el pecho, dolor en hombro y espalda.

6.5 Golpea el Shanzhong (parte baja del esternón)

- P-P y relájate al estar parado.
- Golpea el centro del pecho, entre los dos pezones con el puño derecho 36 veces.
- P-P y relájate al estar parado.
- Golpea el centro del pecho, entre los dos pezones con el puño derecho 36 veces.

Es bueno para: el cansancio (hazlo antes de dormir), bronquitis crónica, asma, malestar en el pecho, digestión, estimular el suministro de leche en madres lactantes.

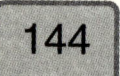
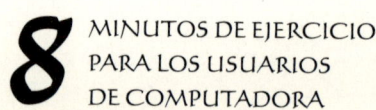

6.6 Golpea el Zhongwan (parte superior de las costillas)

- P-P y relájate al estar parado.
- Golpea la parte suave justo por debajo del pecho con la palma izquierda 36 veces.
- P-P y relájate al estar parado.
- Golpea la parte suave justo por debajo del pecho con la palma derecha 36 veces.

No golpees con demasiada fuerza ya que esta área es más suave que otras áreas que se usan en los Ejercicios de la Mano que Golpea. Comienza con suavidad aunque con firmeza y auméntalo hasta un nivel en el que todavía te sientas cómodo.

Es bueno para: el dolor de estómago, la digestión, la ptosis (descenso) del estómago, sabor de vómito en la boca y la mala salud en general.

6.7 Golpea el Shenque (el ombligo)

- P-P y relájate al estar parado.
- Golpea el ombligo con la palma izquierda 36 veces.
- P-P y relájate al estar parado.
- Golpea el ombligo con la palma derecha 36 veces.

No golpees con demasiada fuerza. Comienza suavemente, pero con firmeza y aumenta hasta un nivel en el que todavía se sienta cómodo. Usar la mano abierta sin golpear con el puño cerrado produce demasiado dolor.

Es bueno para: comer excesivamente, demasiado aire en el estómago, ruidos en el estómago, problema estomacal, diarrea.

6.8 Golpea el Huantiao (un lado de la pompa)

- P-P y relájate al estar parado.
- Golpea parte del hueco de la parte izquierda de la pompa con el puño izquierdo 36 veces.
- P-P y relájate al estar parado.
- Golpea parte del hueco de la parte derecha de la pompa con el puño derecho 36 veces.

Es bueno para: la ciática, (dolor que llega a la pierna), dolor lumbocrural, hemiparalisis, flacidez de las extremidades inferiores.

6.9 Golpea el Yaoyangguan y el Mingmen (espalda baja)

El Yaoyangguan es la segunda vértebra desde la parte inferior de la columna vertebral.
El Mingmen es la vértebra inferior de la columna vertebral.

Los golpes se pueden realizar con el dorso del puño o con la palma.
- P-P y relájate al estar parado.
- Golpea el Yaoyangguan alternativamente con los puños izquierdo y derecho / las palmas 100 veces.
- P-P y relájate al estar parado.
- Golpea el Mingmen alternativamente con los puños izquierdo y derecho / las palmas 100 veces.

Es bueno para: flacidez y parálisis, impotencia, eyaculación precoz, menstruación regular.

LA HISTORIA DEL QI GONG

La historia del Qi Gong

Los orígenes del Qi Gong se encuentran en los antiguos taoistas y en su creación, hace más de dos mil años, del Tao de la Revitalización que es la filosofía y el método del pensamiento, la respiración y el movimiento. Muchas referencias al Qi Gong se han registrado a través de las eras a partir de esa época:

- **Lao Zi (Tse)**
Vivió durante el periodo tardío de la primavera y del verano (770-476 aC), registrar los métodos de "tres puntos soplar *(chui)* e inspirar *(xu)*".....

- **Zhuang Zi (369 – 286 aC)**
Registro adicionalmente, "soplar e inspirar, exhalar e inhalar, librarse de lo viejo y recibir lo nuevo, contraerse como el oso y estirarse como el pájaro, todo lo cual ayuda a prolongar la vida…".

- **"La inscripción del pendiente de Jade respecto al Qi Gong"**, una reliquia histórica de los periodos de primavera y otoño y de los estados en guerra (770-221 aC) registró el método de entrenamiento y la teoría del Qi Gong. La inscripción de 45 caracteres chinos se grabó en un cilindro de 12 lados.

Al promover y conducir el Qi,

La profundidad promete almacenamiento
El almacenamiento promete extensión
La extensión promete descenso
El descenso promete estabilidad
La estabilidad promete la germinación
La germinación promete crecimiento
El crecimiento promete el retiro
El retiro conduce al cielo.

EL Qi celestial funciona desde arriba, el Qi terrestre funciona desde abajo.

Estar de acuerdo con esto conduce a la vida mientras que el no estar de acuerdo con esto conduce a la muerte.

El Canon de la Medicina Interna del Emperador Amarillo se remonta a la dinastía Han (206 aC – 220 dC), presentando sistemáticamente los principios del Qi Gong, los métodos de entrenamiento y los efectos del entrenamiento del Qi Gong. Por ejemplo:

"permanece despreocupado y vacío y usa el Qi genuino para concentrar el espíritu, conserva una mente sana y une los músculos y la carne como si fueran uno…".

"Aquellos que padecen una larga enfermedad de los riñones pueden dirigirse hacia el sur entre las 3 am y las 5 am, limpiar la mente de todos los pensamientos que se desvían, contener el aliento sin respirar siete veces, tragar la respiración estirando ligeramente el cuello para tragárselo en forma fluida como si uno se estuviera tragando objetos muy duros. Habiendo hecho esto siete veces, traga abundante saliva sublingual".

Este libro se ha convertido en una referencia enciclopédica para la medicina china, la dieta medicada y los métodos de Qi Gong.

El Canon de la Medicina Interna del Emperador Amarillo

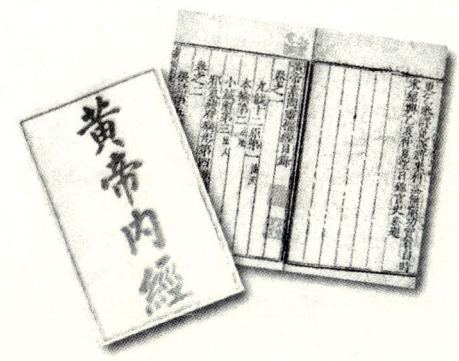

• **El periodo de los Tres Reinos (220-280dC)**
Este fue un tiempo en el que Qi Gong se enseñó y se practicó ampliamente. Cao Cao del Reino Wei (220-265 dC) no sólo practicaba el Qi Gong para la salud sino que alentaba a que los maestros y aquellos que practicaban el Qi Gong promovieran y enseñaran los métodos del Qi Gong a su gente. Cao Pi, su hijo describió en su libro *Dian Lun* como toda la gente practicaba el Qi Gong para la salud. Durante la dinastía Jin Occidental (265-316 dC), Tao Hongjing en su libro *Huang Ting* describió los métodos del Qi Gong y la dieta medicada china tradicional. Su obra ha adquirido un reconocimiento entre los médicos modernos.

• **Zhang Zhongjing**
El notable medico de la dinastía Han registro en el *Tratado sobre las enfermedades febriles y misceláneas*, el uso del Qi Gong para tratar las enfermedades: "…tan pronto como las extremidades se sienten pesadas y perezosas, recurre a tratamientos tales como el Daoying, Tuina, la acupuntura y el masaje untando ungüento de forma tal que no permita que se abran las áreas donde no hay orificios…".

Su contemporáneo, Hua To en base al Qi Gong y al Daoyin creó una serie de ejercicios llamados "el juego de los cinco animales (Wuqinxi)", en el que se asemejan los movimientos y los gestos del tigre, el venado, el oso, el mono y la grulla. Los ejercicios se usan para alcanzar la meta de "la libre circulación de la sangre y la prevención de la aparición de enfermedades".

• **Ge Hong**
El famoso medico de la dinastía Hin oriental (317–420 dC) creía que la función del Qi Gong era: "curar las enfermedades que todavía no se contraían y extraer el Qi discordante. Una vez que funciona apropiadamente, el Qi fluirá sin impedimentos a todas partes". Él también comentó sobre aplicar la exhalación y la inhalación, la expiración y la inspiración a "...la conducción del Qi para mantener una buena salud internamente y eliminar los factores patógenos externamente".

• **Li Shizhen (1518-1593)**
El famoso medico y farmacólogo de la dinastía Ming registró en su obra *Un estudio sobre los ocho canales adicionales*, "la escena interna y los canales pueden ser percibidos como limpios y claros únicamente por aquellos que pueden verse por dentro". Él también señaló en su *Guía a la acupuntura y a la moxibustión* que aquellos que aprenden acupuntura y la moxibustión primero deberían entrenarse en ejercicios para sentarse inmóviles, de manera que: "...en el cuerpo humano la circulación del Qi y

la sangre en los canales y en la abertura y el cierre de las actividades funcionales del Qi, pueden tener una base confiable".

- **Wang Ang**

...de la dinastía Qing (1644-1911) recopiló las *Colecciones de prescripciones con notas* (1682) y Shen Jinao escribió *La obra de Shen sobre la importancia de la preservación de la vida* (1763). Ambos libros tienen registros especiales de los métodos de entrenamiento del Qi Gong.

- Después de 1949 en la base del Qi Gong tradicional heredado, bastantes hombres con sabiduría examinaron adicionalmente y formularon sistemáticamente nuevas técnicas de entrenamiento.

TÍTULOS DE ESTA COLECCIÓN

100 hechizos de amor
Adelgazar, una decisión de peso
Adivinación con dados
Adivinación con dominó
Alcances de las terapias naturales
Anorexia y bulimia
Bienestar para la mujer
Cábala al alcance de todos
Cómo entender e interpretar una lectura psíquica
Cómo entender y aliviar el estrés
Cómo entender y aliviar la depresión
Cómo leer el aura
Cómo leer el futuro en las runas
Cómo relajarse
Controla... cólera, rabia, ira, enojo
Diabetes
Desintoxicación
El arte de la guerra
El camino de la madre Teresa
El color de la vida
El cuidado del gato
El cuidado del perro
El excitante paraíso de los afrodisiacos
El libro de los no-muertos.
El mensaje oculto de los sueños
El misterio rosacruz
El mundo de las hadas
El silencio interno de ser chamán
El simbolismo oculto de los sueños
Energías de la Tierra
Escriba su propia magia
Esoterismo gitano
Espiritismo
Espiritismo y clarividencia para principiantes
Fantasmas y fantasías
Fe en la oración. Ilustrado
Fobias
Gran manual de magia casera
Guía de aromaterapia
Guía de calorías
Guía para dolores de cabeza y migraña
Hechizos y conjuros
Hipnosis y el arte de la autoterapia
Introducción a la quiromancia
Kama sutra. Ilustrado
La Biblia. Una guía en el camino
La dieta amigable
La salud de los niños
La salud del hombre
Las cartas. Técnicas de adivinación
Las enseñanzas de la Madre Teresa
Las profecías de Nostradamus
Lenguaje corporal
Los mejores pasajes de la mitología griega
Los planetas y el amor
Los secretos de la bruja 1.
Los secretos de la bruja 2.
Los sueños
Magia con ángeles
Magia con velas
Magia egipcia
Manual contra la envidia
Medicina alternativa 1
Medicina alternativa 2
Meditación. La terapia más natural
Niños tranquilos
Nuevo diccionario de los sueños
Numerología al alcance de todos
Poderes psíquicos. Cómo incrementarlos
Practicando yoga
Primeros auxilios
Psiconutrición
Qué comer
Reencarnación y karma
Reflexología y otras terapias
Remedios caseros
Remedios caseros que curan casi todo
Salmos curativos
Salud sexual
Sé feliz
Sueños eróticos
Tiempos de brujas
Toco madera
Todo sobre las alergias
Vitaminas y minerales
Yoga y meditación

Impreso en Offset Libra

Francisco I. Madero 31

San Miguel Iztacalco,

México, D.F.